Adelgazar

combinando los alimentos

·diola

Adelgazar
combinando los alimentos

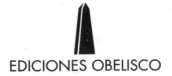

EDICIONES OBELISCO

Si este libro le ha interesado y desea que le mantengamos informado de nuestras
publicaciones, escríbanos indicándonos qué temas son de suinterés (Astrología,
Autoayuda, Ciencias Ocultas, Artes Marciales, Naturismo, Espiritualidad,
Tradición...) y gustosamente le complaceremos.

*Los editores no han comprobado la eficacia ni el resultado de las recetas, productos, fórmulas
técnicas, ejercicios o similares contenidos en este libro. No asumen, por lo tanto, responsabilidad
alguna en cuanto a su utilización ni realizan asesoramiento al respecto.*

Puede consultar nuestro catálogo en www.edicionesobelisco.com

Colección Salud y Vida natural
ADELGAZAR COMBINANDO LOS ALIMENTOS
María Teresa Guardiola

1.ª edición: marzo de 2011

Maquetación: *Marta Rovira*
Corrección: *M.ª Ángeles Olivera*
Diseño de cubierta: *Enrique Iborra*

© 2011, María Teresa Guardiola
(Reservados todos los derechos)
© 2011, Ediciones Obelisco, S. L.
(Reservados los derechos para la presente edición)

Edita: Ediciones Obelisco, S. L.
Pere IV, 78 (Edif. Pedro IV) 3.ª planta, 5.ª puerta
08005 Barcelona - España
Tel. 93 309 85 25 - Fax 93 309 85 23
E-mail: info@edicionesobelisco.com

Paracas, 59 C1275AFA Buenos Aires - Argentina
Tel. (541-14) 305 06 33 - Fax: (541-14) 304 78 20

ISBN: 978-84-9777-727-8
Depósito Legal: B-5.804-2011

Printed in Spain

Impreso en Novoprint, S. A.
Energía, 53 – 08740 Sant Andreu de la Barca (Barcelona)

Prólogo

Alimentarse es una actividad humana y animal de suma importancia, esencial en los diversos tipos de organismos vivos para sobrevivir y adaptarse adecuadamente al entorno. En el ser humano adquiere especial relevancia al disponer de una variedad ilimitada de productos alimenticios y miles de maneras de prepararlos. La sutil mirada y refinado punto de observación de la autora nos introduce en una peculiar manera de cuidar nuestra salud física y mental a través de la combinación inteligente e ingeniosa de alimentos y actividades relacionadas con el hecho de alimentarse. «Alimentar al cuerpo y al espíritu al mismo tiempo» es un lema permanente de la autora, que no concibe otra manera adecuada de suministrar nutrientes a nuestro organismo.

En sus muchos años de trabajo, investigación y empirismo ha constatado los efectos beneficiosos de una alimentación equilibrada y regular, al mismo tiempo que ha observado los nefastos efectos de una alimentación desregulada y desequilibrada. No en vano, la autora es hija del doctor José Guardiola Estruga (nacido en Serós el 11 de marzo de 1870), fundador de la revista naturista *Kuhne* (1913), presidente de la sociedad naturista de La Habana hasta 1913, secretario de la Federación Internacional de la Regeneración Humana (Malthusiana) hasta 1914, y que tras su regreso a Barcelona (1915) creó la primera clínica de medicina natural en el barrio de Sant Gervasi, siendo pionero en la introducción de la medicina natural en Barcelona (homenajeado por este motivo desde la sección de medicina natural del Colegio de Médicos en el año 1999).

Como su progenitor, la autora preconiza el uso de alimentos crudos frente a los cocinados, y el gusto por el sabor propio de los alimentos sin condimentos ni potenciadores de sabor: «Una comida sencilla para disponer de una mente abierta y clara».

En su dilatada experiencia y extenso ámbito de trabajo sanitario (Europa, América del Sur y América del Norte), ha forjado un espíritu revolucionario e innovador, del que dio muestras ya en su juventud al ser una de las pocas mujeres estudiantes de medicina en la Facultad de Barcelona (Hospital Clínic) durante la guerra civil española.

Este espíritu joven, que los avatares de su dilatada vida no han quebrantado, incansable y con un afán de conocimiento inusitado para su avanzada edad, le ha proporcionado un amplio bagaje y frescor peculiar, que se ha puesto de manifiesto en sus múltiples conferencias, sorprendiendo a propios y extraños con su fortaleza física y mental.

La autora concibe la alimentación como una herramienta alquímica que, a modo de piedra filosofal, es capaz de producir cambios en el cuerpo que aceleren su recuperación o le impidan enfermar, proporcionando un vigor ilimitado. Todo ello basado en la regulación y la combinación adecuada de alimentos.

La autora nos propone, como el viejo aforismo de Decimus Iunius Iuvenalis (60 d. C.), *mens sana in corpore sano*, al suprimir o limitar a mínimas cantidades todas aquellas sustancias o alimentos que considera «veneno para el organismo», huyendo de comidas grasientas y copiosas, abusos alimentarios, alcohol y estimulantes, entre otras cosas, que constituyen la base alimentaria de un extenso grupo de la población humana en el primer mundo. Todo ello coronado con ejercicio moderado, tanto físico, muscular, como respiratorio.

Como mantiene la autora, «el aire que inspiramos es también un alimento, y debe utilizarse bien», hecho absolutamente irrefutable.

Este pequeño manual que tiene en sus manos puede proporcionarle claves para mejorar su estado de salud, bienestar y calidad de vida, no sólo a usted como lector, sino también a las personas que le rodean (amigos, familiares, compañeros).

No puedo terminar esta breve introducción sin expresar mi más profunda estima y admiración a la autora, que conozco desde que nací, y que ha sido guía, modelo, madre amantísima y maestra regia, de gran corazón y creencias firmes, que aún en estos días alumbra la ignorancia con luz cálida de sabiduría.

DOCTOR HUMBERTO LOSCERTALES GUARDIOLA
Médico de Medicina Interna
www.ozono-barcelona.com

Introducción

LAS DIETAS DE ESTE LIBRO

Los diferentes tipos de alimentación y las dietas que se muestran en las páginas de este libro se han realizado gracias al conocimiento y la experiencia personal de la autora y de otros colegas americanos que han dedicado la mayor parte de su vida a la investigación y al estudio profundo de esta materia. Sin embargo, la autora sugiere a todas y a cada una de las personas que deseen hacer uso de alguna de estas dietas que consulten antes con un facultativo cuyo criterio en esta materia sea digno de ser considerado. Estas dietas no funcionan por calorías; por tanto, no es de extrañar que si se toma en consideración el número de calorías que tiene cualquiera de las dietas mostradas se pueda pensar que son erróneas. Estas dietas funcionan:

1. Por la combinación de alimentos.
2. Por el orden de ingesta.
3. Por el horario que se cumple.
4. Según el estado de ánimo en que se ingieran los de alimentos.

Por la combinación de alimentos

Existen ciertos alimentos que, al comerlos juntos unos con otros, o al tomarlos en una misma comida, son *incompatibles* entre sí, y el organismo no los asimila correctamente.[1] Por ejemplo:

1. Carne y pescado.
2. Pan y harináceos.
3. Harináceos y frutas ácidas.
4. Melón y sandía.
5. Pollo y carne.
6. Fruta y alimento animal.
7. Melón y naranja.
8. Sandía y naranja, etcétera.

Por el orden de ingesta

Hay que considerar y «darse cuenta» de cómo en cada dieta se especifica el orden en que cada alimento debe ser ingerido. Así, si en una merienda se menciona:

---

1. *Véanse* capítulos destinados a las incompatibilidades.

1. una fruta;
2. un fruto seco;
3. un lácteo.

No es igual comenzar por el lácteo, o invertir de alguna manera el orden en que se ha confeccionado, ya que el jugo gástrico actúa como «director» en la digestión, y atrae hacia el «bolo alimenticio» los fermentos más adecuados.

Por el horario que se cumple

Es sabido que nuestro organismo trabaja rítmicamente. Podemos comprobar cómo la respiración tiene lugar de 16 a 18 veces por minuto; el corazón late de 60 a 70 veces por minuto en el hombre, y de 70 a 80 en la mujer (comprobables con la toma del pulso); la mujer tiene su período menstrual cada 28 o 30 días...

Del mismo modo, nuestro aparato digestivo fabrica los fermentos necesarios para favorecer la asimilación de los alimentos cada 3 horas.

Si se deja el estómago vacío durante más de 3 horas, el jugo gástrico se concentra demasiado, lo que se manifiesta con la presencia de gases, o de eructos, y el alimento que le llega, como ya no encuentra los fermentos digestivos «en su punto», no se asimila correctamente.

Así, se da el caso de que, por ejemplo, las personas que, por razones diversas, viajes, u otros motivos, han tenido el estómago vacío durante demasiado tiempo, el primer alimento que ingieren, al llegar al estómago, éste, en vez de aceptarlo, lo rechaza, y por medio de contracciones lo devuelve al exterior (lo vomita).

Según el estado de ánimo en que se ingieran los alimentos

Si la persona se siente cansada, incómoda, angustiada, con sueño, etcétera, es mejor NO COMER, pues sus jugos gástricos estarán alterados.

Es preferible *beber agua* a pequeños sorbitos, y descansar o tranquilizarse antes de ingerir la comida.

1 | Alimentación a base de alimentos crudos. Ventajas

La calidad de nuestro alimento nos permite tener una calidad de pensamiento y actitud hacia nosotros mismos y hacia los demás.

M. T. G.

Cuando la alimentación tiene lugar en gran medida a base de alimentos crudos, sus componentes están «vivos», y poco a poco, las células que mueren van siendo reemplazadas por otras cada vez más vigorosas, por lo que las células musculares, al igual que las de todo el organismo, van cambiando progresivamente su consistencia, tomando cada vez un aspecto más terso y juvenil. Al mismo tiempo se observa que este cambio físico no se verifica sólo a nivel externo, sino también a nivel interno, ya que todo el organismo trabaja mejor. También ocurren cambios a nivel psíquico, como son: mayor fluidez mental, mejor capacidad de captación y de creatividad, aumento de la agilidad mental, etcétera, además de un ligero cambio de actitud hacia nosotros mismos y hacia los demás, ya que nos sentimos más tranquilos, más contentos y más seguros.

Parece que el descontento y el desacuerdo hacia nosotros mismos y hacia los demás han cedido su lugar para dar paso a una nueva sensación de paz interior, tranquilidad, alegría y positividad hacia todos.

UNA ALIMENTACIÓN BIOLÓGICA PUEDE CAMBIAR EL ESTADO GENERAL DE UNA PERSONA

Se han realizado muchas investigaciones para determinar hasta qué punto puede modificarse el estado general de una persona mediante una alimentación biológica, y se ha llegado a la conclusión de que, por medio de una alimentación adecuada y bien equilibrada física y psíquicamente, el organismo puede revitalizarse de tal manera que llegue a producirse un «cambio total de células», con lo que la persona se «siente nueva», más ligera, más ágil... tanto física como mentalmente. Es como si poco a poco se sustituyera el antiguo cuerpo por un cuerpo «nuevo».

Se calcula que, para lograr un resultado satisfactorio, se necesita un tratamiento continuado con una duración de entre 3 y 5 años. Este tiempo puede reducirse si además se ayuda al organismo mediante las siguientes pautas:

Respirar adecuadamente

Con cada respiración se introduce oxígeno nuevo en los alvéolos pulmonares y se «queman» mejor las sustancias que no se han asimilado.

Para que la respiración sea correcta, hay que usar el mismo tiempo para inspirar que para espirar, y respirar *lentamente*, procurando tener:

1. La espalda recta (la barbilla paralela al suelo).
2. La ventana abierta o encontrarse al aire libre.
3. Usar sólo la nariz.
4. Rodearse de plantas de hoja verde.

Nota: consulte algún libro de técnicas de respiración.

NO TODO LO QUE COMEMOS LO APROVECHAMOS COMO ALIMENTO

Sería lógico pensar que todo lo que comemos sirve para nutrir nuestro cuerpo, pero esto no es así.

Cuando ingerimos los alimentos, una vez formado el «bolo alimenticio» y después de ser cuidadosamente elaborado por medio de los distintos fermentos procedentes de las glándulas digestivas, que lo transforman en sustancias asimilables, el trabajo digestivo, teóricamente:

1. Asimila una parte, que pasa al torrente circulatorio.
2. Habría un residuo de lo que no se ha asimilado, así como del desgaste ocasionado por el funcionalismo de los órganos, que seguiría su trayecto a través del intestino, hasta ser expulsado hacia el exterior, por medio de la evacuación.

En la práctica, la parte «asimilable» no pasa «limpia» a la sangre, sino que contiene ciertas impurezas.

Entonces, el torrente circulatorio, por medio de las venas cavas, lleva la sangre hacia el interior de los pulmones, donde, mediante la acción de la respiración, estas impurezas son «quemadas» como «hojarasca», y la sangre, ya limpia, se reparte, con lo que nutre el organismo.

Naturalmente, esto ocurre siempre y cuando se respire correcta y suficientemente, pues si se respira poco o mal, estas impurezas se convierten en sustancias nocivas que pueden incluso llegar a intoxicar al organismo.

PAUTAS DE MANTENIMIENTO ORGÁNICO

Para mantener el organismo sano, se sugiere:

1. Hacer respiraciones profundas con el fin de facilitar la función descrita:

   - Antes de levantarse de la cama.
   - Antes de cambiar de posición.
   - Antes de comer.
   - Antes de hablar con alguien.
   - Ante el cansancio o una incomodidad.
   - Siempre que se acuerde.
   - Durante la digestión.
   - Antes de acostarse... y
   - Hacer 15 minutos seguidos de respiraciones, pero lentamente, usando sólo la nariz, y emplear el

mismo tiempo para inspirar que para espirar, y si es posible, mientras haya luz natural.

2. Procurar, en la medida de lo posible, hacer vida al aire libre

La piel de nuestro cuerpo es como un «colador», y permite el paso del aire, e incluso del agua, a través de los poros. (El paso del agua es bastante obvio, pues se puede observar que tanto en la ducha como en el baño, o en los baños de mar, el agua entra a través de los poros, y después de ser filtrada por el riñón, se manifiesta rápidamente el deseo de eliminarla mediante la orina.)

Se debe tratar de mantener el cuerpo, siempre que se pueda, sin ropa o con la ropa «justa» para que la piel esté más en contacto con la naturaleza. También es recomendable rodearse de plantas de hoja grande y verde en las terrazas y en el interior de las casas, aunque no en el dormitorio. En caso de tenerlas, deben retirarse por la noche. Es importante tomar baños de luz, de sol, o de aire, directamente en el cuerpo, como mínimo de 2 a 3 horas a la semana.

Hay que recordar que el sol, para ser beneficioso, debe tomarse cuando asciende, o cuando desciende, es decir, durante las primeras horas de la mañana o durante las últimas horas del día. Si el día amanece «gris», no por eso debemos dejar de exponernos a la luz. Hemos dicho que los baños de luz son también muy beneficiosos (siempre luz de día). Aunque el día esté nublado y el sol no se vea, está presente, y su acción beneficiosa puede recibirse incluso a través de las nubes.

3. Importancia del clima de altura

Una vez al mes, resulta muy provechoso hacer «clima de altura». Es interesante procurar hacer alguna excursión, o salida, a lugares cuya altura alcance los 1.000 o 1.500 metros. A más de 1.000 metros de altura, el aire es más fino y penetra mejor en el interior del pulmón, lo que regenera y limpia el organismo de sustancias nocivas.

4. Una caminata rítmica de 1 a 2 horas diarias

Se ha comprobado que una caminata rítmica, sin hacer paradas (no sirve pararse a mirar escaparates), es muy beneficiosa para el organismo, porque regula la respiración, activa la circulación, actúa sobre el metabolismo... y como ejercicio resulta SEDANTE, lo que facilita la inducción al sueño.

5. Hacer ejercicios respiratorios y de estiramiento

6. Ducharse cada día con abundante agua

Es muy importante la ducha diaria con mucha agua y con la piel húmeda:

- Abrigarse con una toalla grande, bata o manta; es decir, arroparse con algo que cubra todo el cuerpo manteniéndolo con el mismo calor para que los poros transpiren y expulsen al exterior todas aquellas sustancias que no favorecen al organismo; o,

- con la piel húmeda, aplicar algún producto vegetal que permita tener a los poros bien lubricados, con lo que las sustancias nocivas, poco a poco, se van expulsando; o,
- usar un jabón diluido en agua destilada de rosas, al que se añadirá una cucharada sopera de vaselina líquida por cada 250 gramos de jabón.
- En resumen: dejar que la piel, después del baño, quede ligeramente húmeda y lubricada, con el fin de que el sistema excretor a través de la piel sea lo más fluido posible.

7. Hacer alguna sesión de masaje terapéutico

El masaje será terapéutico, no deportivo, pues éste resulta demasiado agresivo. Para que el masaje sea beneficioso, debe realizarse con las manos, con maestría, pero suavemente. Tiene que resultar agradable, relajante, y, al mismo tiempo, estimulante para la persona a quien se le aplica.

El objeto del masaje es estilizar la figura manteniendo los músculos básicos en «su lugar», corrigiendo, siempre con cuidado, lo que sea corregible, y disolver con habilidad todas aquellas sustancias que, al no haber sido asimiladas, se han ido distribuyendo por debajo, o en medio de la piel, o por debajo o en medio de los músculos superficiales, hasta constituir la llamada «celulitis».

Al mismo tiempo, por medio del masaje, se eliminan los microscópicos espacios libres que se forman en medio de los tejidos, y como consecuencia, se evita el hecho de que ciertas sustancias queden en ellos, favoreciendo la aparición de obesidad.

8. Practicar algún ejercicio o deporte

Es conveniente practicar algún ejercicio físico o algún deporte suave, sobre todo si se lleva una vida sedentaria, con el fin de facilitar el buen funcionamiento de todos los órganos y permitir que tanto los músculos, como sus tendones y ligamentos, mantengan su elasticidad, que no se anquilosen.

Como ejercicios, son recomendables:

- Una caminata diaria, ininterrumpida, de una hora de duración.
- Subir y bajar escaleras.
- Subir y bajar montañas.
- Hacer ejercicios respiratorios y de estiramiento. (Se recomienda ir a un gimnasio competente.)
- Bailar (muy eficaz).
- Saltar a la comba (cuerda), etcétera.

Como deportes, se sugieren:

- La natación, especialmente los estilos de: braza y crol. (Es uno de los deportes más completos.)

- En general, todo deporte que permita realizar movimientos simétricos, no agresivos, combinados con estiramientos, agilidad y agudeza visual, etcétera, como el ping pong, el vóleibol, el baloncesto y otros.

9. Evitar una excesiva ingesta de alimentos

Es decir, no comer demasiado. Debe comerse lo «necesario», lo «justo», no la cucharada de más. Se tiene que procurar que la alimentación, como ya se ha dicho, sea suficiente, pero no excesiva, y sobre todo, que sea variada. No se deben aprovechar los alimentos «sobrantes».

Se tiene que introducir el alimento en la boca, en pequeñas porciones, con el fin de que pueda «masticarse» e «insalivarse» bien. Hay que recordar que:

- La digestión empieza en la boca.
- El alimento no debe «engullirse», sino que sólo debe penetrar.

10. El acto de comer es importante

Toda comida debe considerarse como algo importante, como un ritual, y, por tanto, se tendrá en cuenta:

- Mientras se está comiendo, comer.
- No dividir el pensamiento, por ejemplo, no ver simultáneamente la televisión, no escuchar la radio, no leer, etcétera.

- Comer despacio. Masticar e insalivar bien.
- Colocar los platos «en fila» y no levantarse hasta haber terminado.
- Guardar un horario,
- Guardar un orden de ingesta.
- Beber agua entre plato y plato.
- Comenzar toda comida con: agua, zumo, gazpacho o caldo, es decir, con un alimento líquido. *Nota:* se exceptúa el caso de la mujer embarazada en que, para evitar el vómito, debe comenzar por un alimento sólido, incluso antes de levantarse de la cama.
- No «picar» entre horas. El jugo gástrico, ante la presencia de alimentos, se estimula y se prepara para digerir, y como consecuencia, pone en acción los fermentos digestivos, por lo que se altera la digestión.
- Los alimentos o bebidas, con excepción del agua, que se ingieren «entre horas» alteran la producción de fermentos digestivos; luego, se digiere mal y aparece el malestar y se engorda.

NADIE PUEDE COMER POR NOSOTROS

Hay que recordar que la comida es importante y que nadie puede comer por nosotros. Antes de comer, nos debemos hallar en las condiciones más óptimas, es decir, si existe cansancio, disgusto, incomodidad, etcétera, la comida que se ingiere no se aprovecha como alimento, sino que se digiere mal, creando sustancias no asimilables que se transforman más tarde en nocivas para el organismo.

Si se está cansado, incómodo o angustiado, es preferible no comer. Tranquilícese o descanse antes de verificar ningún tipo de comida. Se deben tomar sorbitos de agua y respirar profunda y lentamente con el fin de desbloquear y regularizar las funciones orgánicas.

Una forma de evitar bloqueos, angustias, disgustos o incomodidades es recordar que:

- Toda persona tiene «su razón».
- Toda persona razona las cosas según su «propio criterio».
- Toda persona tiene «sus gustos personales», «sus aficiones», «su propia manera» de actuar...
- Debemos «dar» a los demás la misma «libertad de acción» que deseamos para nosotros mismos.
- Debemos tener siempre en nuestra mente lo mejor de nosotros, lo mejor de los demás, lo mejor de todas las cosas...
- Recuerde que, como todo ser humano, usted es una persona delicada, sensible, sutil...; por tanto, evite «darse cuenta» de todo aquello que consciente o inconscientemente pueda dañarle.

Si durante la comida le gusta hablar, hágalo sobre temas que sean agradables o intrascendentes, que le pongan de buen humor tanto a usted como a los demás. Procure no incomodarse. Si advierte en sus hijos, esposo/a o amigos detalles que no le gustan, piense que no los va a cambiar y que si se incomoda establecerá un pequeño «bloqueo», y en cada «bloqueo» causará pequeños «cortes» de digestión y alterará la función digestiva. Si algo no le agrada, procure beber agua y respirar profundamente. Esto le ayudará. Termine su comida con una infusión caliente, que potenciará la digestión. Mantenga su paz interior y permanezca tranquilo. Trate de ver en los demás todo aquello que le gustaría que los demás viesen en usted.

Cuando haya algo que le desagrade, no ponga cara de «lunes». Sonría. Recuerde que una sonrisa vale tanto como una oración. Procure concienciarse de la importancia del «arreglo personal». Es bien conocido el hecho de que, cuando nuestra «imagen» no nos gusta, nos sentimos incómodos y desgraciados. Es importante que la persona se vea siempre «favorecida», por tanto, se procurará vestir, arreglarse y peinarse como si esperase a un «invitado de honor».

2 | Algunas reglas de oro

La vida es un amor. Si tu alimento es
correcto sabrás valorar lo bueno
en todo lo que te rodea.
M. T. G.

1. No mezclar frutas en una misma comida.
2. No combinar dos clases de alimento animal en una misma comida, como, por ejemplo:
   * pescado y pollo;
   * carne y pescado;
   * pollo y carne, etcétera.
3. No mezclar alimentos de origen animal con fruta.
4. No juntar féculas o harinaceos, con:
   * frutos ácidos;
   * cereales (copos de avena, de soja, de maíz, etcétera);
   * proteína animal (pollo, pescado, carne, etcétera).
5. No tomar leche:
   * en lugar de agua;
   * antes ni entre las comidas (tomarla siempre en último lugar);

- después de comer fruta. (Sólo es compatible con el plátano o la manzana dulce.)

  Nota: si toma leche, NO LA BEBA SOLA. Añádale algo que le obligue a masticarla, como copos de maíz, palomitas de maíz, galletitas de sésamo, arroz hinchado, etcétera.

6. No beber agua después de una fruta acuosa.

7. No usar sal en aquellas verduras u hortalizas que ya tienen la suya propia, como:
   - apio;
   - espinacas;
   - acelga;
   - pimiento verde, etcétera.

8. No usar azúcar con las frutas, o con los alimentos que ya lo contengan.

9. No comer más de una clase de fécula en una misma comida.

EN RESUMEN:

De las «reglas de oro», se deduce que hay alimentos que, de una manera muy clara, son totalmente incompatibles entre sí. Es decir, TODO ALIMENTO ES BUENO EN SÍ MISMO, pero al combinarlo con otro, no siempre es asimilable para el organismo, y cuando no se asimila, se convierte en sustancias degradantes que ni se aprovechan como alimento ni son expulsadas hacia el exterior, sino que circulan en la sangre, y poco a poco, se van situando entre la piel y los músculos, en medio de las fibras musculares, de las mucosas, del tejido óseo, en los espacios entre los órganos, dentro de los mismos, etcétera y así, más tarde, aparecen:

- dolores;
- arenilla en el riñón;
- edemas dolorosos;
- gota, etcétera.

Si estas sustancias no se eliminan, poco a poco se van concentrando más, se rodean de sales de calcio y aparecen:

- cálculos renales o vesicales;
- tumoraciones y otros...

3 | Tipos de Incompatibilidades

La juventud eterna, el aspecto jovial,
dependen de tu alimentación
y de tu mente. Contrólate.
M. T. G.

os alimentos que no son asimilables entre sí pueden definirse como incompatibles. Entre las incompatibilidades alimenticias, pueden considerarse:

1. Las que alteran rápidamente las mucosas gástrica e intestinal:

   - Beber agua después de ingerir una fruta acuosa, como la naranja, la sandía o el melón.
   - Mezclar frutas de agua con frutas de pulpa, por ejemplo, ciruela con melón, ciruela con sandía o ciruela con naranja, ciruela con uva o con algunas hortalizas, como el tomate.
   - Beber leche después de cualquier fruta, con excepción del plátano y de la manzana.
   - Comer «fritos» con el estómago vacío.

- Tomar cortado o leche, con el estómago vacío.
- Comer carne, pescado, fruta, etcétera, después de haber tomado leche.

2. Las que causan obesidad:
   - Combinar en una misma comida distintas clases de féculas, como patatas o pasta, y pan y pasteles.
   - Beber leche en lugar de agua.
   - Beber leche, café, cortado o tomar fritos o comidas sólidas con el estómago vacío.
   - Mezclar féculas con cereales, por ejemplo, patatas con avena, sémola de maíz y leche de soja, lentejas y pan, etcétera.
   - Mezclar féculas con proteína animal, por ejemplo, bistec con patatas, tortilla de patatas, alubias o garbanzos con carne, pollo o pescado.
   - Tomar bebidas con gas o alcohol tanto entre las comidas como con el estómago vacío.

3. Las que, a largo plazo, son verdaderamente dañinas para el organismo:
   - Combinar en una misma comida dos o más clases de alimento animal.
   - Excederse en la cantidad de alimento animal que coma.
   - Tomar vinos, licores, cava o champán, cerveza, bebidas gaseosas, etcétera, con el estómago vacío o entre las comidas.

- En una comida en que abunde la carne, se podrá tomar una copita de vino tinto.
- Abusar del café.
- Un café corto después de una comida copiosa facilitará la digestión, pero NO MÁS de uno al día.

4 Compatibilidades e incompatibilidades de los alimentos

El tener una buena salud, vale
cualquier sacrificio, que se haga por ella.
M. T. G.

Son muchas las compatibilidades e incompatibilidades que presentan los alimentos entre sí, pero trataré de exponer las más importantes para que sirvan de orientación general.

FRUTAS

Hay frutas que «no quieren compañía». No admiten ser combinadas ni mezcladas con ninguna otra. Son las siguientes:

- cerezas;
- higos;
- mango;
- nísperos;
- pomelo;

- frambuesas (silvestres);
- sandía;
- uva blanca;
- chirimoya (guanábana);
- guayaba;

- kiwi;
- melón (sólo acepta el plátano);
- moras blancas (procedentes de árbol);
- moras moradas (procedentes de la zarza);
- tamarindo;
- uva negra;
- etcétera.

Nota: el melón y la sandía deben comerse preferentemente antes de las comidas o hacer de ellos una toma a media mañana o a media tarde, o bien ingerirse en una dieta a base de fruta. Cuando se toman después de las comidas como postre tienen tendencia a engordar.

Albaricoque

Es compatible con el plátano y con la manzana.

Ciruelas claudias

Son compatibles con el plátano.

Ciruelas rojas

Son compatibles con la manzana.

Fresón

Es compatible con:
- plátano;
- zumo de naranja;
- leche y sus derivados;
- manzana;
- manzana y zumo de naranja;
- plátano y zumo de naranja;
- leche, canela y vainilla.

Nota: el fresón admite un poco de azúcar de caña o de miel.

Granada

Es compatible con plátano y manzana y con zumo de naranja. Admite almendras crudas, remojadas y sin piel.

Higo

Es compatible con almendras crudas o tostadas. Permite la elaboración del pan de «almendras e higo».

Caqui (palosanto)

Es compatible con:

- plátano;
- plátano y manzana;
- admite almendras crudas, remojadas y sin piel;
- manzana;
- anacardos;
- piñones.

Limón

Se usa en zumo, y como el zumo de cualquier fruta, debe tomarse siempre recién exprimido.

Particularidades

El limón es una fruta que se puede considerar un antibiótico natural. Posee una acción antitóxica y microbicida. Es, además, un gran regulador de la circulación de la sangre. Su uso es muy eficaz para bajar la tensión arterial y es, asimismo, un gran regenerador del sistema celular, y como consecuencia, un buen antirreumático. El zumo es ácido, pero después de tomarse se oxida y se convierte en alcalino.

Se debe procurar que no roce los dientes, pues, si se toma en cierta cantidad, el exceso de ácido podría afectar al esmalte dental. Su zumo es COMPATIBLE CON:

- Zumo de naranja. Tres partes de zumo de naranja y una parte de zumo de limón, en ayunas, todos los días, actúa como una vacuna anticatarral natural.
- Zumo de tomate.
- Fresón.
- Manzana.
- Plátano. Si se ponen en la batidora o en el minipimer plátano y zumo de limón a partes iguales con agua, al triturarse, da lugar a un puré muy agradable.
- Zanahoria rallada.
- Pepino.
- Ajo.
- Cebolla.
- Col.
- Coliflor, etcétera.

Es COMPATIBLE, en general, con cualquier hortaliza que pueda comerse cruda.

El zumo de limón es INCOMPATIBLE con las siguientes frutas y sus zumos:
- albaricoque;
- ciruela;
- caqui;
- kiwi;
- mandarina;
- melón;

- papaya o lechosa;
- piña;
- pomelo;
- uva blanca o negra;
- chirimoya (guanábana) etcétera.

Nota: como el zumo de limón es muy ácido, al usarlo hay que añadir siempre una pizca de bicarbonato para que el exceso de acidez no dañe el esmalte de los dientes ni la mucosa gástrica.

Mandarina

Como zumo, es preferible tomarlo solo, pero también es COMPATIBLE con:

- albaricoque;
- granada;
- melocotón de viña;
- pera;
- fresón;
- manzana;
- papaya o lechosa;
- plátano.

Como fruta, es preferible comerla sola.
La mandarina es INCOMPATIBLE con:

- ciruela;
- limón;
- naranja;
- pomelo;
- tomate;
- ajo;
- higo;
- melón;
- piña;
- sandía;
- cebolla;
- etcétera.

Manzana

Particularidades

Es una fruta neutra, es decir, no es astringente ni laxante, pero puede tener estas dos propiedades, y otras, según como se tome.

- La manzana en zumo: es un buen digestivo, pero hay que beberlo antes de que se «oxide» (se torna marronáceo), porque al oxidarse es astringente.
- La manzana rallada: si se deja «oxidar» (se torna marrón parduzca) es astringente. Su uso es muy eficaz como antidiarreico.
- La manzana cruda: con su piel (hay que lavarla primero) es ligeramente laxante. Si después de una manzana cruda se toma un vaso de agua, sin ingerir nada más ni antes ni después, ayuda a perder peso.
- La manzana al horno: ayuda a perder peso. Su uso es muy eficaz en todas aquellas personas que tienen una mucosa gástrica delicada o sensible.
- La manzana hervida: regenera y suaviza las mucosas gástrica e intestinal.

Si la manzana se come cruda:

- En ayunas, actúa como depurativo. Disuelve el ácido úrico, así como otras toxinas.
- Antes de las comidas, regula el apetito e impide comer más de lo necesario.
- Antes de acostarse, regula la curva del sueño y predispone a tener un sueño tranquilo.

La manzana permite el uso de la leche o de cualquiera de sus derivados y ayuda a calcificar las células óseas. La manzana es COMPATIBLE con:

- albaricoque;
- caqui (palosanto);
- mandarina en fruta o en zumo;
- ciruela;
- zumo de limón;
- melocotón blanco y de viña;
- naranja en fruta y en zumo;
- plátano;
- fresón;
- melón;
- papaya (lechosa);
- granada;
- pera;
- piña;
- zanahoria;
- etcétera.

En realidad, NO TIENE INCOMPATIBILIDADES, con excepción de las frutas que deben comerse solas.

Melocotón de viña

Es COMPATIBLE con:

- manzana;
- pera;
- papaya (lechosa);
- plátano.

Nota: cuando el melocotón de viña se combina con el plátano, es COMPATIBLE con las frutas anteriores, así como con las siguientes:

- albaricoque;
- granada;
- fresón;
- mango.

Al mezclarlo con las frutas descritas, admite también el zumo de naranja, pero siempre y cuando tenga también plátano.

El melocotón de viña es INCOMPATIBLE con:

- las frutas que deben comerse solas;
- melocotón blanco.

Melocotón blanco

Es COMPATIBLE con:
- manzana;
- plátano.

Es INCOMPATIBLE con las frutas no descritas.

Melón

Debe comerse solo, pero es COMPATIBLE con el plátano.

Naranja

La naranja en zumo es COMPATIBLE con el zumo de limón y con las frutas siguientes:
- fresón;
- melocotón de viña;
- plátano;
- manzana;
- papaya (lechosa);
- etcétera.

La naranja en zumo es INCOMPATIBLE con:
- mandarina;
- pomelo;
- piña;
- tomate.

La naranja, ingerida como fruta, es COMPATIBLE con:
- fresón;
- melocotón de viña;
- manzana;
- plátano.

La naranja, ingerida como fruta, es INCOMPATIBLE con las frutas que se comen solas, y con:
- ciruela blanca;
- albaricoque (a no ser que éste se combine con plátano);

- ciruela roja;
- granada;
- caqui;
- kiwi;
- melocotón blanco (a no ser que éste se mezcle con plátano o manzana);
- pera;
- mandarina;
- piña;
- etcétera.

Níspero

Debe comerse solo.

Papaya o lechosa

La papaya, o lechosa, en zumo, es compatible con:

- zumo de naranja;
- leche y canela;
- zumo de mandarina;
- etcétera.

Admite ser triturada con manzana y plátano, y mezclada con zumo de naranja. La papaya, ingerida como fruta, es compatible con:

- albaricoque;
- manzana;
- pera;
- plátano;
- mango;
- melocotón de viña;
- piña;
- etcétera.

Son compatibles siempre que se use plátano para combinarlo con las frutas ya descritas. La papaya es INCOMPATIBLE con las frutas antes descritas y las que deben comerse solas.

Pera

La pera en zumo debe tomarse sola. La pera, ingerida como fruta, es COMPATIBLE con:

- piña;
- plátano;
- manzana.

La pera es INCOMPATIBLE con las frutas no descritas.

Piña

En zumo, debe tomarse sola.
Ingerida como fruta, es COMPATIBLE con:

- fresón;
- melocotón de viña;
- plátano;
- manzana;
- pera;
- etcétera.

La piña, ingerida como fruta, es INCOMPATIBLE con:

- albaricoque;
- fresón;
- limón;
- melón;
- papaya (o lechosa);
- chirimoya;
- ciruela blanca y roja;
- granada;
- mandarina;
- naranja;
- tomate;
- etcétera.

Plátano

Particularidades

El plátano es compatible con casi todas las frutas, con excepción de las que deben comerse SOLAS aunque una de ellas, el melón, puede combinarse con él.

El plátano, cuando se ingiere:
a) *En ayunas.* Es ligeramente laxante.
b) *Al acostarse.* Facilita la inducción al sueño.
c) *Como postre.* Crudo o frito, predispone a la obesidad.
El plátano verde al horno es astringente.

El plátano es COMPATIBLE con los zumos de:
- limón;
- mandarina;
- zanahoria;
- papaya (lechosa).

El plátano es COMPATIBLE con las frutas siguientes:

- albaricoque;
- fresón;
- mango;
- caqui (palosanto);
- melón;
- piña;
- naranja;
- pera;
- ciruela;
- manzana;
- papaya (lechosa);
- melocotón de viña y blanco.

Nota: como se ha visto, hay muchas frutas que, de por sí, no pueden combinarse, porque son incompatibles, pero que al mezclarlas con plátano pueden ingerirse porque éste facilita su asimilación. Así, tenemos, por ejemplo, el melocotón de viña y la naranja, que no son compatibles, pero que si se sirven con plátano, se asimilan perfectamente.

Pomelo

El pomelo en zumo debe tomarse solo. El pomelo, ingerido como fruta, no es compatible con nada. Debe «comerse» solo. Es un zumo y una fruta que no quiere acompañamiento.

El zumo de pomelo es COMPATIBLE con las hortalizas verdes y de hoja. Puede usarse como aliño en las ensaladas.

El zumo de pomelo es INCOMPATIBLE con:
- zumo de naranja;
- zumo de limón;
- zumo de mandarina;
- zumo de piña.

Sandía

La sandía en zumo debe tomarse sola. La sandía, ingerida como fruta, debe comerse sola.

Particularidades

La sandía tiene una acción diurética y febrífuga. Su uso es muy eficaz para bajar la «fiebre FISIOLÓGICA» que se presenta en la infancia, a consecuencia de:

- Un crecimiento agresivo (2 centímetros a la vez).
- La salida de un diente.
- El «babeo» o no eliminación de la «baba».
- Falta de transpiración, etcétera.

Este tipo de fiebre «fisiológica», es decir, no producida por virus, se caracteriza por presentar la frente muy caliente y las mejillas frías. Se distingue de la fiebre verdadera, o fiebre vírica, en que en ésta tanto la frente como las mejillas presentan el mismo grado de calor. En los casos de «fiebre fisiológica», se administra la sandía como único alimento.

Tamarindo (tropical)

Se usa en zumo y debe tomarse solo. Es un gran regenerador de las células hepáticas.

Uva blanca

En zumo, o ingerida como fruta, debe tomarse sola.

Uva negra

En zumo, o ingerida como fruta, debe tomarse sola.

Chirimoya (guanábana)

En zumo, o ingerida como fruta, debe tomarse sola.

LA LECHE Y SUS DERIVADOS

Son COMPATIBLES con:

- fresón;
- melocotón;
- plátano;
- manzana;
- papaya (lechosa).

La leche y sus derivados son INCOMPATIBLES con:

- FRUTAS ÁCIDAS, como granada, limón, kiwi, naranja o piña.
- FRUTAS ACUOSAS, como sandía o melón.
- FRUTAS GELATINOSAS, como, por ejemplo, el caqui (palosanto).

Nota: cualquiera de estas combinaciones altera totalmente la flora intestinal.

Son, en su mayoría, compatibles entre sí, y deben comerse, con preferencia, crudas, pero también pueden ingerirse al horno o al vapor.

Para cocinar cualquier hortaliza, no se debe usar ningún recipiente que sea metálico. Use preferentemente recipientes:

- de barro;
- de porcelana;
- de duralex, teflón, etcétera.

La mejor forma de cocinar las hortalizas es al vapor, con muy poca agua y con un tiempo de cocción mínimo, es decir, que una vez cocinadas queden «al dente» (semicrudas) y sin agua. (Si quedara un poco de agua, tómesela, pues contiene la mayor parte de sus sales minerales.) Veamos cómo usar las siguientes hortalizas con el fin de aprovechar al máximo su poder energético, sus sales minerales, sus vitaminas, etcétera.

Acelgas

Las de hoja pequeña y tierna pueden comerse crudas en la ensalada. Las de hoja grande y tallo grueso se usan al vapor. Limpia y troceada, se coloca en recipiente de barro con muy poca agua (1 o 2 cucharadas soperas). Si es necesario, se le puede añadir más. Se debe cocinar de 5 a 8 minutos.

Aguacate

Debe comerse crudo.

Alcachofa

Puede comerse cruda, al horno y al vapor. Si está tierna, puede comerse cruda en la ensalada. Si no está tierna, se debe limpiar, abrir bien sus hojas como si fuera una flor, colocarse en un recipiente de barro, con poca agua, y taparse. Se debe cocinar hasta que se ablande, en general de 8 a 10 minutos. Puede facilitarse su reblandecimiento poniendo en su centro ajo, perejil, zumo de limón y un poco de aceite. También puede cocinarse al horno. Se prepara igual, con las hojas abiertas, con el mismo aliño y poca agua. Se cuece en el horno a temperatura media de 10 a 15 minutos.

Ajo

Particularidades

El ajo posee una acción antitóxica, bactericida, antiparasitaria, carminativa, reguladora de la circulación, etcétera. Puede comerse:

- Crudo:
  - Picado en la ensalada.
  - En ayunas, troceado y después de un vaso de zumo de limón a partes iguales con agua, ayuda a perder peso y a regular la circulación.
- Hervido:
  Si se cocinan harináceos, como patata, alubias o garbanzos, hay que añadir 1 o 2 cabezas de ajos, puesto que evita en gran medida las fermentaciones intestinales que, inevitablemente, produce este tipo de alimentos. También son muy útiles en la elaboración de caldos diuréticos y oxidantes.

- Frito:
  los ajos deben abundar en cualquier aliño.
- En sopa, en la llamada sopa de ajo.
  En un litro de agua fría, se deben poner los dientes de una cabeza de ajos pelada y unas cuantas rebanadas de pan duro. Se tiene que cocer a fuego lento, hasta que quede casi pegajoso. (Para que no se pegue al recipiente, se va moviendo y picando con una cuchara de madera.) Aparte, en una sartén con muy poco aceite (sólo ligeramente untada), se pone otra cabeza de ajos pelados y troceados. Se cocinan hasta que estén casi dorados (no se deben dejar quemar), y se añaden a la sopa. Se tiene que pasar todo por la batidora eléctrica.

Apio

Puede comerse crudo, incluidas las hojas, en la ensalada. Hervido, con sus hojas, en sopas de verduras, y especialmente en los caldos diuréticos y oxidantes. El tallo del apio se añade al agua cuando se cocinan harináceos para evitar fermentaciones intestinales.

Particularidades

Caldo adelgazante y sedante:
Añadir en un litro y medio de agua fría:
- 1 apio verde (de los pequeños, para sopa)
- 8 hojas de lechuga romana
- 1 puerro entero

Se debe hervir durante 40 minutos y después colarse.

Berro

Puede comerse crudo, solo o en ensalada, así como en caldo.

Berenjena

Puede cocinarse:
- Al vapor:
  Se lava y corta por la mitad o en tres trozos y se introduce en un recipiente de barro, con poca agua y zumo de limón a partes iguales y unas gotas de aceite. Se cocina a fuego medio de 2 a 6 minutos, hasta que estén blandas.
- Al horno (escalivada):
  Se lava y se coloca en una bandeja de barro con el horno precalentado y se le va dando la vuelta hasta que esté blanda.

Borraja

Puede comerse cruda o en ensalada o hervida, en los caldos, pero en todo caso, sólo consumir el caldo.

Calabaza

Puede comerse hervida, en sopa, al horno, etcétera.

Particularidades

Por ser muy rica en fécula y glucosa, resulta muy eficaz en las dietas para aumentar de peso. Es INCOMPATIBLE con la patata, el guisante, la zanahoria o la remolacha.

Calabacín

Puede comerse:

- Crudo:
  Sólo raspado, en la ensalada, y en la «sopa china» (sólo se raspa y se corta fino).
- Hervido:
  Solo o con judías tiernas. Hay que añadir muy poca agua y cocinar de 5 a 8 minutos.
- Al horno:
  Se tiene que lavar, raspar, cortar por la mitad y colocarlo en una bandeja de barro; se debe rociar ligeramente con zumo de limón y unas gotitas de aceite.

Particularidades

Sopa de calabacín:
Poner en poca agua el calabacín raspado y troceado y hervir de 5 a 8 minutos. Se tiene que pasar por la batidora y añadir 1 cucharada sopera de leche en polvo o 1 cucharadita de queso rallado. Triturarlo.

Cebolla

Puede comerse cruda en ensalada, o hervida en caldos diuréticos y oxidantes.

- Al horno:
  Se lava y se coloca en una bandeja (escalivada) y se hornea hasta que se ablande.
- Frita: Debe abundar en cualquier aliño.

Particularidades

La cebolla es un gran antiséptico, antiparasitario y suavizante y regulador de la flora intestinal. Puede usarse como:

- Aperitivo: A las personas mayores o a los niños inapetentes, se les prepara cebolla cruda cortada con un poco de tomate. Se debe comer en pequeñas cantidades antes de cada comida.
- Diurético:
  En un litro de agua fría, se debe poner medio kilo de cebolla troceada y hervirla hasta que el líquido se reduzca casi a la mitad. Después se cuela. Este agua es diurética, drenante y regeneradora intestinal y renal. (Favorece la disolución de los cálculos renales.)

Sopa de cebolla:

En un litro de agua fría, se añaden 250 gramos de cebolla troceada y unas rebanadas de pan duro. Se cocina a fuego lento, hasta que se espese. (Se tiene que evitar que se pegue, removiéndolo y picándolo con una cuchara de madera.) En una sartén engrasada, se ha de cocinar 250 gramos de cebolla picada hasta que esté casi dorada, pero sin que llegue a quemarse. Después, se añade a la sopa. Se pasa por la batidora y se agrega 1 cucharada sopera de leche en polvo o 1 cucharadita de queso rallado. Finalmente, se tritura.

Cilantro

Puede comerse crudo, en la ensalada, o hervido, en cualquier tipo de sopa.

Col

Puede comerse cruda cortada en la ensalada, o al vapor. En este caso, antes de cocinarla, se debe poner en remojo con agua y un poco de bicarbonato (evita la flatulencia). Como guía, debe poner una cucharadita de café de bicarbonato por cada litro de agua, en un intervalo de 5 minutos. Se tiene que aclarar bien y ponerla en el fuego con poca agua y unos dientes de ajo con su piel (evitan la flatulencia que pueda ocasionar). Hervida, se puede consumir en una sopa de verduras con ajos.

Col lombarda

Puede comerse cruda en la ensalada o al vapor, como en el caso de la verdura anterior.

Col larga

Puede comerse al vapor o hervida. (*Véase* col.)

Coliflor

Puede comerse cruda en la ensalada o al vapor. (*Véase* preparación en col.) No se debe hervir más de 5 o 6 minutos y tiene que quedar «al dente».

Endivia

Puede comerse cruda en la ensalada.

Particularidades

Si se hierve de 20 a 25 minutos media endivia en 1 litro esca-
so de agua y después se cuela, se obtiene un agua con propiedades hipotensoras y e interesante para el drenaje hepático.

Escarola

Puede comerse de las mismas maneras que la endivia.

Espinacas

Pueden comerse crudas, en ensalada (importante antiané-
mico) o al vapor. En este caso se deben lavar, trocear y poner
en un recipiente de barro, SIN AGUA. Se tapa y se hierve durante 2 o 3 minutos. El agua resultante se debe beber.

Guisantes

Pueden comerse crudos, si están tiernos, por ejemplo, en
la ensalada, o al vapor, usando muy poca agua. Se deben
hervir de 6 a 8 minutos. Son INCOMPATIBLES con: la patata, con la zanahoria o con la calabaza, por ejemplo, pues
todas estas hortalizas tienen también fécula.

Guisante capuchino

Puede comerse al vapor. En este caso, se debe cocinar entre
5 y 8 minutos. Asimismo, es interesante la sopa de capu-
chino. Se deben poner al fuego, con poca agua, los guisantes
limpios y troceados, así como unas cortezas finas de pan.
Después se aliña con un poco de zumo de limón y aceite.

Hinojo

Puede comerse crudo en la ensalada, o hervido, en cualquier sopa.

Particularidades

Tiene una acción sedante y evita la formación de gases.

Judías tiernas

Pueden comerse crudas en la ensalada, si están tiernas. Para cocinarlas al vapor, se deben lavar y trocear y después ponerlas en un recipiente con poca agua. Se deben cocinar de 5 a 8 minutos. Deben quedar «al dente» y sin agua.

Lechuga

Puede comerse cruda en la ensalada, o hervida en caldos diuréticos y oxidantes.

Particularidades

Cuando se come por noche sola, cruda y abundante, potencia el sueño.

Caldo especial de lechuga

Poner en 1 litro y medio de agua fría:
- las hojas de media lechuga romana;
- dos tiras de apio verde con hoja;
- 1 puerro entero.

Se tiene que llevar a ebullición hasta que el líquido se reduzca a la mitad; después se debe colar. Este «caldo» tiene una acción sedante y tranquilizante.

Nabo

Puede comerse crudo, rallado o no, en la ensalada. O también en sopas de verduras, etcétera.

Ñame

Puede comerse hervido, en sopas de verduras.

Ocumo

Puede comerse hervido, en sopas de verduras.

Pepino

Puede comerse crudo, en la ensalada, y en una taza o cuenco con caldo de verduras. También puede añadirse a las sopas de verduras.

Perejil

Puede comerse crudo en la ensalada. O puede usarse como aliño crudo o cocinado. Hervido, puede tomarse en caldos diuréticos y oxidantes.

Pimiento verde

Puede comerse crudo en ensalada. Al horno (escalivada). O frito, en cualquier aliño.

Pimiento rojo

Puede comerse crudo en ensalada, al horno (escalivada), al vapor. Cuando se hace un «arroz vegetal», unos minutos antes de apagar el fuego, se puede colocar pimiento rojo crudo, en tiras. Se deja hervir 2 minutos más. Se tapa. Asimismo, se puede comer frito, en aliños, etcétera.

Puerro

Puede comerse crudo, en ensalada, si está tierno. Hervido, en caldos de verduras, o al horno, si es grueso.

Rábano

Puede comerse crudo, en ensalada. No se debe pelar.

Particularidades

Su piel roja es ideal para las dietas de adelgazamiento. Sus hojas son diuréticas, hipotensoras y regulan la circulación. (La pelusilla que contienen las hojas es ligeramente carminativa, es decir, que evita las fermentaciones intestinales.)

Remolacha roja

Puede comerse cruda, rallada o no, en la ensalada. O al vapor (sin la piel), también en la ensalada.

Repollo

Puede comerse del mismo modo que la col.

Tomate

Puede comerse crudo, en la ensalada. O bien al horno (escalivada), frito, o en cualquier tipo de aliño.

Particularidades

- El tomate crudo, preparado con cebolla, y degustado antes de cualquier comida, estimula el apetito.

- El tomate crudo, preparado en un plato, con abundante ajo picado y perejil, aliñado con zumo de limón y un poco de aceite, es un buen depurativo.

Para preparar zumo de tomate:
Se debe poner en la batidora tomate maduro, troceado, y zumo de limón a partes iguales con agua o trocitos de hielo (hay que recordar que siempre que se usa limón, hay que añadir una pizca de bicarbonato). Puede ponerse un poco de miel o azúcar, si se desea. Después, se tritura y cuela con un colador de plástico (no metálico). Resulta un refresco delicioso y alimenticio.

Tomate crudo solo, en zumo:
Se tiene que poner en la batidora tomate troceado y agua fría o unos trocitos de hielo. Después, se tritura y cuela con un colador de plástico. Este zumo es un buen laxante.

Chirivía

Puede comerse hervida, en sopa de verduras.

Yuca

Es muy rica en almidón. Es incompatible con la patata, la zanahoria, la calabaza, etcétera. Puede comerse hervida, en sopa de verduras o frita.

Zanahoria

Puede comerse cruda, rallada o no, en la ensalada, o al vapor, junto con judías tiernas, coliflor, etcétera. Se trata de una «ensaladilla» muy apetitosa.

Particularidades

La zanahoria cruda, rallada y aliñada con zumo de limón es ligeramente astringente.

Agua de zanahoria:

Se debe poner en 1 litro de agua fría medio kilo de zanahorias y llevarlas a ebullición hasta que el líquido se reduzca a la mitad y colarlo. Este agua es muy astringente y de gran eficacia en las curas antidiarreicas, sobre todo en el caso de las diarreas estivales (no víricas).

CEREALES

- copos de avena;
- copos de trigo;
- arroz integral;
- soja;
- maíz en grano;
- mijo;
- copos de cebada;
- copos de arroz;
- lentejas;
- trigo integral;
- sémola de maíz;
- etcétera.

Es mejor comerlos por separado, sin mezclar. Cuando se combinan, predisponen a la obesidad y a la formación de flatulencias y fermentaciones. No se deben ingerir con el estómago vacío. SON INCOMPATIBLES con féculas y legumbres.

FÉCULAS

- calabaza;
- guisantes;
- pan;

- habas;
- harina;
- patatas.

Son INCOMPATIBLES con los cereales y las legumbres. No se deben comer mezcladas. Se debe ingerir una sola clase, y sin sobrepasar 50 gramos al día.

Nota: comerlas en exceso, o tomarlas con el estómago vacío, predispone a la obesidad y a las fermentaciones intestinales y flatulencias.

LEGUMBRES

- alubias;
- frijoles;

- garbanzos;
- guijas.

No mezclar. Se tienen que comer solas, esporádicamente, y en poca cantidad.

Nota: su exceso, o comerlas con el estómago vacío, predispone a la obesidad, fermentaciones...

Son INCOMPATIBLES con las féculas y los cereales.

FRUTOS SECOS

Los frutos secos, como las almendras, los anacardos, las avellanas, los cacahuetes, las castañas, el «coco» o castaña americana, el coco propiamente dicho, las nueces, los piñones, etcétera, no deben comerse con el estómago vacío.

Puede beberse agua, primero, o comer una pieza de fruta, como una manzana.

Particularidades

Los frutos secos, dada su gran riqueza en sales minerales, grasas, proteínas... es preferible NO COMBINARLOS, sino ingerirlos por separado, con alguna comida.

Si se comen demasiados, predisponen a la obesidad y a la hipertensión arterial. La cantidad media que puede comerse al día, salvo en casos especiales, es la siguiente:

- anacardos, hasta 10;
- avellanas, hasta 15;
- almendras, hasta 10;
- cacahuetes, hasta 1 cucharada sopera pelados, o 50 gramos al día.

Nota: los cacahuetes «salados» son muy recomendables para aquellas personas que cuando viajan por carretera suelen marearse.

- castañas, hasta 8;
- «coco» o castaña americana, hasta 5;
- nueces, hasta 6;
- piñones, hasta 40;
- coco propiamente dicho, si es tierno, como es blando y gelatinoso, puede tomarse su zumo, y raspar y comer su gelatina. Tiene un gran valor energético.

Si el coco está maduro, puede beberse «su agua» y comerse «su pulpa»:

- Rallada, en la elaboración de postres y en arroz (arroz con coco). También se usa como refresco (mezclada en agua).

- Pulpa entera: se trocea, se añade agua y se pone en la batidora. Se tritura y se cuela con un colador de plástico (no metálico). Puede añadirse un poco de azúcar de caña o miel.
- Si se come la pulpa sola, no se debe superar un cuarto de coco al día. (Puede mantenerse tierna, si se sumerge en agua, cambiándola cada 12 horas.)

Los frutos secos son INCOMPATIBLES entre sí y con:

- alimentos grasos. Al mezclarse engordan mucho.
- frutas con mucha agua;
- frutas gelatinosas;
- frutas ácidas.

Los frutos secos son COMPATIBLES con:

- las manzanas;
- las pasas;
- los higos secos;
- los orejones...

La almendra es, además, compatible con el higo seco, con el que se prepara el «pan de higo». El único fruto seco que no es compatible con nada es el coco propiamente dicho y el coco tierno. Éstos deben ingerirse solos.

FRUTOS BLANDOS

- ciruelas pasas;
- dátiles;
- pasas;
- higos secos...

Dado su gran valor energético, se podrán comer, salvo casos especiales:

- ciruelas pasas, hasta 3 al día;
- dátiles, hasta 3 al día;

- pasas, hasta 10 al día;
- higos secos, hasta 4 al día.

Nota: los frutos blandos, cuando se ingieren en cantidad, predisponen a la:
- obesidad;
- hipertensión arterial;
- hiperglucemia...

Particularidades

El dátil es muy rico en fósforo, y, por tanto, muy recomendable para las personas que realizan un trabajo intelectual, como, por ejemplo, los estudiantes. El higo es muy rico en hierro, por tanto, es recomendable para las personas con tendencia a tener bajos los glóbulos rojos.

La ciruela es LAXANTE. Con ella se elabora la *cura de ciruelas*. La «cura de ciruelas» tiene por objeto corregir el estreñimiento crónico y facilitar el peristaltismo intestinal (es muy útil para las personas que llevan una vida sedentaria). Consiste en lo siguiente: se ponen dos ciruelas en remojo en agua, por ejemplo, desde el mediodía (no más de 6 a 8 horas). Durante la tarde, absorben el agua y se «hinchan». Estas dos ciruelas se comen al acostarse y se bebe un vaso de agua (a sorbos). Entonces, se va aumentando una ciruela por día, hasta hallar el número de ciruelas necesarias para que el intestino trabaje bien. Es importante beber siempre agua. Así, después de comer las dos ciruelas, se tiene que beber un vaso de agua; después de comer 4 ciruelas, se debe beber dos vasos de agua; si es necesario, es posible tomar hasta 6 ciruelas y tomar tres vasos de agua, siempre a pequeños sorbos.

Al hallar el número de ciruelas adecuado, que puede oscilar entre 3, o incluso 7 o más, se mantiene durante una semana el mismo número de ciruelas y de vasos de agua. Transcurrida una semana se empezará a reducir la cantidad, hasta alcanzar nuevamente el número de 2. Se descansa una semana y se repite «la curva». La «curva» de la cura de ciruelas puede repetirse cuantas veces se considere necesario. Poco a poco, la «curva» será menos alta; si al principio necesitaba llegar a 6 ciruelas, por ejemplo, ahora, en la segunda «curva», requiere sólo llegar hasta 5, y cada vez precisará menos, debido a que el intestino está trabajando mejor. Cuando se considere que el intestino se ha normalizado, puede dejarse un «mantenimiento», que puede oscilar entre 1 y 3 ciruelas al día.

Los frutos blandos son compatibles con estas FRUTAS:

- caqui (palosanto);
- manzana;
- melocotón de viña y blanco;
- plátano;

Y con los frutos secos siguientes:

- anacardos;
- almendras;
- avellanas;
- cacahuetes;
- piñones.

Los frutos blandos son INCOMPATIBLES con:

- Las frutas frescas no descritas.
- Los frutos secos: castaña, «coco» o castaña americana, coco propiamente dicho y nueces y con los alimentos:

- grasos;
- dulces;
- frutas con abundante agua;
- frutas gelatinosas (a excepción del caqui);
- fruta ácida;
- féculas;
- hortalizas;
- legumbres;
- cereales...

Orejones o frutas secas

Reciben este nombre las frutas que se han «secado» o deshidratado al sol. Las más corrientes son:

- albaricoque;
- avellanas;
- avellanas;
- manzana;
- melocotón;
- pera.

Estas frutas pueden comerse tal cual o ponerse en remojo primero hasta rehidratarlas. Es preferible comerlas solas, pero son compatibles con:

- manzana;
- plátano;
- melocotón de viña;
- etcétera.

... y con los frutos secos siguientes:

- almendra;
- piñón;
- avellana;
- etcétera.

Los alimentos de tipo animal son todos INCOMPATIBLES entre sí. El tipo de incompatibilidad que existe en la mezcla de estos alimentos es la que resulta verdaderamente dañina a largo plazo. Así pues, los alimentos de tipo animal se comerán sin mezclar, es decir, sólo una clase durante una misma comida. Por ejemplo, si se come pescado, se debe comer sólo a base de pescado.

PESCADO

Existen varias clases de pescado. Tenemos:
- Pescado blanco, como la merluza, el rape, el besugo, el lenguado, la maira, la palometa o el gallo.
- Pescado rosado, como el salmón.
- Pescado de río, como la trucha.
- Pescado azul, como la sardina, el bacalao, el atún, la caballa, etcétera.
- Marisco, como el pulpo, el calamar, la sepia, el chipirón...
- Crustáceos, como los mejillones, las almejas, las gambas, la langosta, los langostinos, los percebes, las navajas, etcétera.

Nota: no mezclar estos pescados entre sí.

POLLO, PAVO, GALLINA, PATO, CONEJO...

También son incompatibles entre sí. Por ejemplo, si se come pollo, combinar una comida sólo a base de pollo.

LOS HUEVOS

Son compatibles con el pollo y con la gallina, pero dado su gran valor alimenticio, es preferible comerlos SOLOS.

LA CARNE

La carne de cordero, de ternera, de buey, etcétera, son IN-COMPATIBLES entre sí. Por ejemplo, si se come carne de cordero, se debe usar sólo cordero.

IMPORTANTE

Nunca, bajo ningún concepto, deben mezclarse alimentos de tipo animal en una misma comida, como, por ejemplo:

- pescado y carne;
- pollo y pescado;
- huevos y carne, etcétera.

El daño que ocasiona cualquiera de estas mezclas en el organismo a largo plazo es tan importante que a veces resulta imposible de reparar.

EL AGUA

Es INCOMPATIBLE beberla:

- Mientras se come, especialmente con la sopa.
- Después de una fruta con un gran contenido en agua, etcétera.

Particularidades

El agua debe beberse NO DE UN SOLO SORBO, sino beberla a pequeños sorbitos, INSALIVÁNDOLA bien, mezclándola bien con la saliva, pues, de lo contrario, al beberla deprisa, sin insalivar, es decir, tragándola, distiende las paredes gástricas (dilata el estómago) y puede llegar a inducir el vómito.

El agua es una bebida insustituible, pues ejerce un importante papel en las funciones orgánicas.

Por ejemplo, cuando se toma:

- En pequeñas dosis y con frecuencia (una cucharada cada hora), favorece la eliminación de la grasa.
- Un vaso de agua, una hora después de las comidas, favorece el metabolismo, el drenaje renal y el peristaltismo intestinal.
- Cuando se toma como único alimento, un vaso de agua cada hora, durante las 24 horas de un día, actúa como lavado orgánico, arrastrando un gran número de toxinas.
- Un vaso de agua al despertarse depura el organismo, igual que se lava la cara. Otro vaso de agua al acostarse hace que los órganos internos funcionen mejor durante la noche.
- Medio vaso de agua antes de cada comida, y entre plato y plato, diluye ligeramente el jugo gástrico y se asimilan mejor los alimentos.
- Un vaso de agua, transcurridas tres horas después de una comida, evita flatulencias, fermentaciones intestinales, formación de gases, etcétera.
- Un vaso de agua, cuando se toma después de una manzana, evita la obesidad.

LA SAL

Hay que usarla en muy poca cantidad, ya que su consumo favorece la retención de líquidos en los tejidos. Así, a las personas que deben atravesar un desierto, se les administran comprimidos de sal con el fin de que al retener líquidos se evite el exceso de sudoración, y como consecuencia, que no se deshidraten. La sal es COMPATIBLE con casi todos los alimentos.

La sal es INCOMPATIBLE con aquellos alimentos que ya tienen su propia sal, como:

- el apio;
- las espinacas;
- las acelgas;
- y el pescado procedente del mar...

Particularidades

Su uso excesivo predispone a la obesidad y a la hipertensión arterial, así como al endurecimiento de las arterias.

EL AZÚCAR

Es preferible usar azúcar de caña o miel. El azúcar, especialmente el azúcar blanco refinado, favorece la presencia de:

- fermentaciones intestinales;
- glucosa;
- reblandecimiento de tejidos;
- obesidad.

El azúcar es COMPATIBLE con:

- el agua;
- la leche;
- el café;
- el té;

- frutos ácidos, así como con sus zumos, como el limón, el tomate, etcétera;
- o con los frutos amargos, como: el pomelo, etcétera.

El azúcar es INCOMPATIBLE con:
- frutos dulces;
- féculas;
- harináceos, etcétera, ya que cualquiera de estas combinaciones favorece la presencia de glucosa, reblandecimiento de tejidos, fermentaciones intestinales, obesidad...

Particularidades

En los casos en que las personas realizan ejercicios, en los cuales interviene el trabajo de los músculos, como es el caso de los corredores, atletas, algunos bailarines, etcétera, la fatiga muscular les produce hipoglucemia, y es recomendable administrarles un poco de azúcar o miel para reajustar la pérdida de glicógeno de sus músculos, y evitar así la sensación de desfallecimiento, vahídos, calambres o tensiones musculares (hay que recordar que el profeta Elías y Juan el Bautista vivían prácticamente en el desierto, se alimentaban a base de langostas y «MIEL» silvestre, con lo cual podían hacer grandes y largas caminatas sin sufrir cansancio muscular).

ALIMENTOS QUE DEBEN OMITIRSE

- grasas, como la manteca, la nata, etcétera;
- salados, como anchoas, arenques, etcétera;

- fiambres;
- canapés;
- enlatados;
- carnes rojas, como buey, toro, caballo, etcétera;
- despojos, como sesos, corazón, etcétera;
- tocino, embutido, chicharrones, etcétera;
- caza, como conejo, liebre, faisán, etcétera;
- caracoles;
- bebidas gaseosas;
- chicles y todo aquello que obligue a generar saliva sin objeto, pues altera el jugo gástrico;
- bebidas alcohólicas;
- bollería;
- hervidos, desechando el agua;
  Nota: sustituir por la cocción al vapor, es decir, cocinar con muy poca agua, y si queda alguna, tomarla;
- omitir todo alimento entre horas.

ALIMENTOS QUE DEBEN LIMITARSE

- pescado azul (sardina, bacalao, caballa, atún...);
- marisco (pulpo, calamar, sepia...);
- crustáceos (almejas, gambas, ostras...);
- pan blanco;
- féculas;
- legumbres (alubias, garbanzos, frijoles...);
- café, té, leche, chocolate, queso, dulces, bombones...

De estos alimentos descritos, podrá tomarse uno una vez al día, pero:

- con alguna comida.
- en cantidad mínima.
- con agua, después de ingerirlo.
- NUNCA con el estómago vacío.

LIMITAR AL MÁXIMO

- fritos (en caso de consumirlos, poner aceite nuevo cada vez y no permitir que humee);
- guisados;
- salsas.

Usar como condimentos alimentos cuyo uso no sea perjudicial, como:

- canela: en leche, carne, pollo...
- laurel: en legumbres, carnes, féculas...
- mostaza (escasa);
- orégano: en ensaladas...
- pimienta negra - (escasa) en carne, pollo...
- romero: en carnes;
- tomillo: en pescados;
- perejil;
- hinojo;
- ajo;
- cebolla;
- pimiento verde;
- tomate;
- etcétera.

5 | Dietas para adegazar

*Lo que se come en la juventud
repercute en la vejez*

M. T. G.

¿Qué es una dieta?

Cuando se menciona *dieta*, esta palabra suele «asustar», porque parece que se trate de algo que supone una «obligación restrictiva» que pone de mal humor, aunque no siempre es así. En este libro, la palabra *dieta* significa seguir un tratamiento a base de alimentos para que de una manera fisiológica regule, regenere y fortalezca nuestro organismo, tanto a nivel físico, como psíquico.

Como se ha dicho anteriormente, el organismo trabaja con un «ritmo», y el estómago fabrica jugo gástrico para que pueda usarse cada tres horas. Si no se usa, su concentración es cada vez mayor, y esta sobreconcentración ocasiona la formación de gases que son expulsados por la boca, en forma de eructos o bien a través del ano. En el caso de no poder salir por estos dos orificios, los gases se diseminan a través de los tejidos, causando: edemas generalizados y fijaciones en alguna zona concreta, que ocasionan un dolor más o menos agudo. Es lo que se llama «flato», y su duración puede ser pasajera, o persistir durante un breve tiempo.

A veces, el dolor que ocasiona es tan agudo que incluso puede impedir la respiración. En ocasiones produce un dolor que se desplaza, y que aparece en un lado y después en otro, pudiendo confundirse con reúma. Con el objeto de evitar estas molestias, y otras alteraciones, se sugiere: NO TENER EL ESTÓMAGO VACÍO DURANTE MÁS DE TRES HORAS. Si no se puede comer, se puede BEBER AGUA, o un vaso de zumo, o fruta con abundante agua.

Dieta de tres comidas

Se trata de una dieta aplicable a las personas que no tienen problemas de salud. Asimismo, es muy recomendable para los días calurosos.

En ayunas:
- un vaso de zumo de fruta
- 1 o 2 rebanadas de pan integral untadas con tomate y
- 1 huevo duro (2 días a la semana) o
  jamón dulce (2 días a la semana) o
  atún en aceite (1 día a la semana) o
- pan integral tostado:
  con ajo y aliñado con aceite y perejil o
  untado con tomate y aguacate o
  untado con mantequilla vegetal, de cacahuete o
  de sésamo
- una infusión o leche de soja o
  leche con cereales o
  té con limón.

A media mañana (3 horas después de la primera ingesta):
- un vaso de agua o un vaso de zumo de frutas o de hortalizas o fruta con abundante agua.

Almuerzo (3 horas o menos después):
- un vaso de agua o de zumo
- ensalada, especialmente verde y de hoja, aliñada con zumo de limón, orégano y aceite
- beber agua
- segundo plato al gusto
- beber agua
- hasta 200 gramos. de alimento de procedencia animal. El alimento de procedencia animal, puede comerse junto con algunos de los platos que elija, o bien aparte, ya sea a la plancha o al horno.
- beber agua
- fruta del tiempo o frutos secos
- infusión o café corto o té con limón

A media tarde (3 horas después):
- un vaso de agua o granizado de limón o
- zumo de frutas o fruta con abundante agua.
Nota: si entre la media tarde y la cena transcurren más de 3 horas, se debe beber un vaso de agua.

Cena:
- un vaso de agua o de zumo.
- ensalada o gazpacho o caldo de verduras y cereales, según la estación del año (si toma gazpacho o caldo, no beba agua)

- fruta del tiempo
- frutos secos
- requesón o queso de Burgos o cereales con leche

Antes de acostarse, se debe beber un vaso de agua.

Dieta de cinco comidas

La pueden seguir aquellas personas que no tengan problemas de salud. Además, es recomendable para los días fríos. Para describir esta dieta, y como orientación, se usará el HORARIO que se muestra seguidamente:

- 8:00 horas: desayuno
- 11:00 horas: media mañana
- 14:00 horas: almuerzo
- 17:00 horas: media tarde
- 20:00 horas: en espera de la cena
- 21:00-22:00 horas: cena

Cabe destacar que este horario puede ser modificado según la comodidad de cada persona, siempre y cuando entre cada ingesta se conserve un intervalo de 3 horas.

8:00 horas - Desayuno:
- Un vaso de zumo de frutas recién exprimido, preferentemente de naranja y limón a una proporción de 3:1.
- 1 o 2 tostadas de pan integral untadas con mantequilla vegetal.

- 20 piñones.
- Infusión.

11:00 horas - Media mañana:
- Fruta que no sea abundante en agua, por ejemplo, manzana o níspero.
- 1 dátil.
- 1 yogur.

14:00 horas - Almuerzo:
- Un vaso de zumo de frutas.
- Ensalada verde y de hoja.
- Beber agua.
- 200 g de comida de origen animal, con escalivada.
- Beber agua.
- Fruta del tiempo.
- 3 nueces.
- Un té con limón.
- Infusión.
- Café corto.

17:00 horas - Media tarde:
- Fruta del tiempo (no abundante en agua).
- 2 ciruelas pasas o 10 pasas.
- 1 petit suisse o un poco de queso no graso.

20:00 horas - En espera de la cena:
- Tomar un vaso de agua.

21:00-22:00 horas - Cena:
- Sopa de verduras.
- Hasta 100 g de alimento de origen animal.
- Ensalada de hoja.
- Tomar agua.

- Fruta del tiempo.
- 10 piñones.
- Un vaso de agua.

Antes de acostarse, beber un vaso de agua.
Consumir un máximo de 30 g de pan al día, mejor integral.

ADELGAZAR

Durante estos últimos años, gran parte de la investigación se ha orientado a destacar la importancia que tiene el peso para conservar la salud y la agilidad física y mental de la persona, así como para que ésta pueda «verse» bien y mantenerse en forma. Por otro lado, se ha observado que «a mayor peso, menor altura».

La fuerza de la gravedad nos atrae irremediablemente hacia el suelo. En este sentido, se ha comprobado que una persona mide más por la mañana cuando acaba de levantarse que por la noche, cuando se acuesta. Pero, ¿a qué se debe? Durante el día, el individuo ha estado «sentando sobre sí mismo», tanto más cuanto mayor sea su peso, y, como consecuencia, todos los huesos, músculos y órganos internos se han ido «aplastando» sobre sí mismos. De hecho, algunas personas en el transcurso de la mañana a la noche pierden hasta 3 centímetros de estatura. ¿Cuál es el problema? En la actualidad, un gran número de personas lleva una vida sedentaria, y trabaja en edificios que están casi herméticamente cerrados y cuyo ambiente interior está verdaderamente contaminado, ya sea por el humo o por vapores tóxicos procedentes de materiales que se utilizan en la construcción, entre otras cosas. Así, las personas suelen carecer de oxígeno, sol, ventilación natural... Esto, junto con las comidas rápidas, a base de alimentos que sacian el apetito, pero que no aportan al cuerpo los nutrientes necesarios, hace que el organismo humano se depaupere, ya que responde de acuerdo con lo que se le suministra, por un lado, y a lo que recibe constantemente por medio de su respiración, por otro, y, como consecuencia, aparecen síntomas como el cansancio o el reblandecimiento de los tejidos tanto internos como externos. La piel aparece mate y áspera, los músculos blandos, los ligamentos pierden elasticidad, o incluso los órganos internos trabajan sin tener en cuenta su ritmo. Todo ello hace que se produzcan alteraciones a nivel general, es decir, las personas se sienten como «enfermas», sin por ello tener un diagnóstico clínico.

Pueden presentarse, además, pinzamientos o desgastes óseos, y, naturalmente, esto ocurre con mayor frecuencia cuanto mayor es el peso de la persona. Es como si se llevara encima un «peso constante» que aplasta e impide que el organismo trabaje bajo un ritmo normal. Las personas, al llegar a este punto, piensan que hacer algún tipo de deporte o acudir a algún gimnasio les hará perder peso. Pero nada de ello les ayuda. Les puede proporcionar mayor agilidad o restar torpeza a sus movimientos, pero no por ello pierden peso. Lo único que les ayuda a perder peso es:

- Las caminatas de una hora, mínimo, al día sin interrupción, siempre que el tiempo lo permita.
- La natación, siempre que se nade de continuo, como mínimo, entre una hora y media y dos al día.

¿Cuándo comienza la obesidad?

Generalmente se inicia en la infancia, cuando se quiere que «el niño se lo coma todo» y, si es posible, una cucharadita más... Muchas veces se olvida que el estómago del niño tiene un tamaño reducido y que cuando «se llena», él mismo rechaza automáticamente el alimento que «no le cabe». Pero se insiste, una y otra vez, y poco a poco se produce una dilatación de los órganos digestivos, de modo que el organismo «pide más» cuanto «más se le da». Entonces se crea en el niño «el ansia» por la comida que, más tarde, cuesta mucho de eliminar. Esta ansia se refuerza con la ingesta de dulces, caramelos, bollería, chicles y otras cosas. Se le permite que «pique» entre horas cosas que no le aportan ningún nutriente en lugar de proporcionarle una alimentación adecuada tanto en calidad como en cantidad. De hecho, es necesario vigilar el primer kilo de más, pues el segundo viene de inmediato, y a partir de ahí el sobrepeso es imparable.

¿Cómo determinar el peso ideal para cada persona?

En principio, para determinar el peso ideal, se tendrán en cuenta los siguientes factores:
- la altura;
- la edad de la persona.

¿Cuál debe ser su peso?

Si tiene menos de 40 años, el peso ideal se calculará tomando como base los centímetros de la altura que se tenga (una vez restado un metro), a los que se restarán 5 k. Esta cifra puede oscilar en 3 kilos más o menos. Si tiene más de 40 años, el peso ideal se calculará tomando como base los centímetros de la altura que se tenga (una vez restado un metro), a los que se sumará el número de la primera cifra de los años que se tenga. Esta cifra, también puede oscilar en 3 kilos más o menos.

Ejemplos:

Una persona entre 18 y 35 años con una altura de 160 centímetros tendrá un peso ideal de:

$$\begin{array}{r} 60 \text{ de altura} \\ -\ 5 \\ \hline 55 \text{ kilos.} \end{array}$$

Oscilaciones:

Peso mínimo = 52 kilos   Peso máximo = 50 kilos

Una persona de 40 años o más con una altura de 150 centímetros tendrá un peso ideal de:

$$\begin{array}{r} 50 \text{ de altura} \\ +\ 4 \\ \hline 54 \text{ kilos.} \end{array}$$

Oscilaciones:

Peso mínimo = 51 kilos   Peso máximo = 57 kilos

6 La obesidad

TIPOS DE OBESIDAD

Hay varios tipos de obesidad:
1. Obesidad de gas.
2. Obesidad de grasa.
3. Obesidad de engrudo.
4. Obesidad ocasional o en agujas.
5. Obesidad «endurecida».

1. Obesidad de gas

Se caracteriza por presentar unos tejidos edematosos y muy blandos, de manera que una simple presión practicada con el dedo deja marcada la huella. Se debe a:

- Insuficiencia respiratoria (falta oxígeno circulante).
- Vida sedentaria.
- Dejar el estómago vacío más de tres horas seguidas.
- Sustituir el agua por bebidas gaseosas.
- Consumir bebidas gaseosas durante alguna comida o cuando se toman con el estómago vacío.
- Empezar una comida con un alimento sólido.
- Tomar café, leche, queso, chocolate, dulces, bollería, bebidas alcohólicas, bebidas gaseosas, etcétera con el estómago vacío.
- Hacer dietas de «ayuno» sin control.

2. Obesidad de grasa

Se caracteriza por presentar los tejidos rellenos, pero fláccidos, es decir, blandos y movedizos, con una consistencia parecida al «flan». Al hacer presión con el dedo deja impresa una huella blancuzca. Al pellizcar, no se nota el músculo en sí, sino una capa de grosor que presenta los poros salientes casi en relieve, como si fuera «piel de naranja». Este tipo de obesidad tiene su origen en una alimentación en la que abundan:
- fritos;
- guisados;
- féculas y harináceos;
- grasas;
- dulces;
- bebidas gaseosas;
- bebidas alcohólicas;

- leche en abundancia;
- salsas;
- por insuficiencia respiratoria (falta de oxígeno circulante);
- por llevar una vida sedentaria;
- por «picar» entre horas;
- por combinar en una misma comida dos o más harináceos, como pan, patatas, etcétera;
- por sustituir el agua por leche.

Estos dos tipos de obesidad son relativamente fáciles de eliminar, siempre que se omita de la alimentación:
- la sal;
- el azúcar y todo lo que sea dulce;
- las grasas;
- los fritos;
- las salsas;
- las bebidas gaseosas y alcohólicas;
- café, leche, queso, chocolate, etcétera, con el estómago vacío;
- bebiendo agua con frecuencia (2-3 litros diarios).

Si se tiene en cuenta todo lo que se ha mencionado antes, la obesidad prácticamente desaparecerá.

3. Obesidad de engrudo

Es un tipo de obesidad constituida por los residuos de alimentos no metabolizados, que se han ido ubicando en los tejidos, sobre todo entre la piel y el tejido celular subcutáneo, de manera que incluso se pueden palpar bultos más o menos planos, sobre todo en la región superior y externa de los brazos y los muslos, así como a nivel de los músculos trapecio y gran dorsal o dorsal ancho, en la espalda.

Este tipo de obesidad es difícil de subsanar, pues esas sustancias tienen que deshacerse y pasar por ósmosis (filtraje celular) a través de los tejidos hasta poder ser eliminadas a través de la piel y de la orina.

4. Obesidad ocasional o en agujas

Se caracteriza por ser, como su nombre indica, irregular. Es decir, una misma persona aumenta o disminuye incontroladamente de peso de un día para otro. Sus causas pueden ser:

- Un cambio de horario en el trabajo (ocurre con frecuencia en las personas que hacen guardias, por ejemplo, en los hospitales).
- Un cambio brusco en la alimentación. Por ejemplo, durante la semana se come correctamente y un fin de semana, o si se celebra alguna fiesta, la persona toma alimentos que no metaboliza. También puede ocurrir si se viaja a algún lugar donde la alimentación sea totalmente distinta, tanto en horario como en calidad de los alimentos.
- Hacer una sola comida al día y especialmente por la noche.
- Hacer dietas «de ayuno» sin control.

- Llevar una alimentación inadecuada y mezclar alimentos incompatibles entre sí.
- Llevar una alimentación a base de féculas o harináceos y bebidas gaseosas (bocadillos y refrescos).
- Sustituir comidas por café con leche o cortado.
- Comer más de noche que durante el día.
- Falta de oxígeno circulante (insuficiencia respiratoria).

5. Obesidad «endurecida»

Este tipo de obesidad se caracteriza por presentar los tejidos muy endurecidos y engrosados, con presencia de «bultomas profundos y aplastados». Los músculos han perdido su forma habitual y sólo se aprecia una masa dura que ni deja huella a la presión (no hay edema) ni se puede pellizcar. Este tipo de obesidad aparece cuando se «ha jugado» con los tejidos. Por ejemplo:
- Se han hecho distintas clases de dietas, tal vez no adecuadas y a veces incluso sin control y sin tener ninguna precaución después.
- Cuando se han realizado tratamientos diversos e inadecuados a base de técnicas modernas y no naturales y cuyos efectos secundarios son nefastos.

Este tipo de obesidad es muy difícil de corregir, puesto que se trata de unos tejidos que se han maltratado tanto que no responden a ningún tratamiento.

Nota: en toda obesidad suele haber retención de líquidos.

7 | Técnicas para adelgazar

Si el cuerpo se renueva,
la vida cambia de color.
M. T. G.

CASOS QUE PUEDEN PRESENTARSE AL HACER
UNA DIETA O UN TRATAMIENTO ADELGAZANTE

- Deshincharse y no perder peso.
- Reducir volumen, pero no perder peso.
- Perder peso y reducir volumen, pero estancarse.
- Tener obesidad en «agujas».

En general, si el tratamiento se lleva correctamente, es decir, si se sigue a rajatabla, se orina más, se expulsan gases y se evacúa mejor, y poco a poco, se va perdiendo peso, deshinchándose y perdiendo volumen. Al mismo tiempo, la musculatura va perdiendo su flaccidez y va adquiriendo un aspecto más grácil. Se consigue mayor agilidad y las ideas se hacen más claras y brillantes. Asimismo, se adquiere mayor seguridad en uno mismo y también aumenta la estatura, es decir, existe un «crecimiento», que, aunque no es real, a medida que se va perdiendo peso, el esqueleto, al dejar de estar «aplastado» hacia el suelo, poco a poco vuelve a recuperar su lugar. La altura está directamente relacionada con el peso (menos peso y más talla). En las dietas de adelgazamiento se puede observar un aumento de la estatura, que puede oscilar desde 1 centímetro hasta a veces 6 centímetros o incluso más, dependiendo del exceso de peso que presentaba la persona.

TÉCNICAS PARA ADELGAZAR FISIOLÓGICAMENTE A CORTO PLAZO

Gracias a la investigación y al estudio constante, se ha llegado a la conclusión de que el organismo, debido a una mala alimentación, al tipo de vida, a la falta de oxígeno circulante, a la insuficiencia de agua en los tejidos, entre otras cosas, como si se tratara de una máquina, poco a poco va sufriendo un deterioro. Así vemos cómo los automóviles, aunque puedan circular, de vez en cuando tienen algunos fallos que precisan una «puesta a punto». Pues bien, del mismo modo, el organismo necesita renovarse de vez en cuando, para tratar de ponerlo «en su punto». Para ello se sugiere usar las técnicas siguientes:

- Dieta de lavado (puesta a punto) entre 40 y 60 días.
- Dieta de fijación (para reforzar la «puesta a punto»).
- Pautas generales (se precisan 2 días especiales a la semana, como mantenimiento).

Estas técnicas tienen por objeto modificar el metabolismo y permitir que el organismo trabaje al ritmo que le corresponde. Para que éste se halle siempre en óptimas condiciones, este tratamiento tendría que realizarse cada cinco años hasta que se cumplan 40 años. A partir de esta edad tendría que repetirse cada 3 años.

La dieta de lavado

¿En qué consiste una «dieta de lavado»?

Una dieta de «lavado» consiste en establecer un tratamiento a base de alimentos naturales, cuyo objetivo es realizar lo que su nombre indica, es decir, «lavar el organismo» por dentro, o, lo que es lo mismo, eliminar todas aquellas sustancias que, de alguna manera, perjudican el buen funcionamiento de los órganos.

Una dieta de lavado no se puede interrumpir

Si en alguna circunstancia especial se presentara la necesidad de «abandonarla», habría que dejar un margen mínimo de 20 días antes de volverla a comenzar. Se sugiere no iniciarla de inmediato, sino paulatinamente, empezando por el desayuno, la cena, etcétera, de tal manera que en el plazo de unos 5 días quede totalmente establecida. La duración de la dieta de lavado se empezará a contar a partir de las primeras 24 horas en que se lleve a cabo al cien por cien.

- De los 2 hasta los 8 o 10 días, dolor de cabeza. No se tendrá que tomar nada, pues se trata de una reacción fisiológica, es decir, es la respuesta orgánica al cambio brusco de alimentación. Precisamente por este motivo se sugiere comenzar poco a poco, con el fin de que el organismo vaya creando nuevos fermentos y se facilite el cambio de metabolismo.
- Transcurridos 10 o 15 días, según los casos, se produce un período en el que aparecen en la mente diversos alimentos que es posible que nunca se hayan degustado. Este período constituye la manifestación de que el metabolismo está cambiando, y de que, poco a poco, se va estableciendo un ritmo normal de funcionamiento. Su duración puede ser de horas, de un día, o a veces pasa desapercibido.
- En las personas que tienen el estómago vacío durante muchas horas, en ocasiones aparecen náuseas. Esto se evita limitando la cantidad de los alimentos, no la calidad. Es decir, se debe comer todo lo programado pero en una cantidad mínima.

Suele aparecer una sensación de cansancio general debido a que algunas veces se establecen «agujas» de peso, así como a la tensión arterial. Se recomienda no pesarse, ni tomarse la tensión arterial hasta transcurridos 20 días del tratamiento.

Antes de establecer una dieta «de lavado», hay que conocer los siguientes datos:

- PESO. Debe tomarse en ayunas y sin ropa ni abalorios, como el reloj, pulseras, etcétera.
- ESTATURA. También debe tomarse en ayunas, al levantarse de la cama.
- TENSIÓN ARTERIAL. Del mismo modo, debe tomarse, a ser posible, en ayunas.
- MEDIDAS. Deberá tomarse en ayunas, con una cinta métrica. Las medidas que se deben tomar son las siguientes:

  - *Tórax* (perímetro a nivel de las axilas).
  - *Cintura* (perímetro a nivel de cintura).
  - *Cadera* (perímetro por donde más sobresale la región glútea).
  - *Muslo* (perímetro del muslo, junto al pubis).

Si existe algún edema en las piernas, debe tomarse, además, las medidas de:

  - *Rodilla* (perímetro a nivel articular).
  - *Tobillo* (perímetro a nivel articular).

Además, se debe establecer un control de líquidos. En este caso, consiste en averiguar la relación que existe entre la cantidad de líquido que se ingiere y la cantidad de orina que se expulsa en un intervalo de 24 horas. Es preferible realizar este control un día en que la persona esté en su casa (no laborable). La técnica consiste en preparar, durante la noche, dos recipientes y poner en cada uno de ellos el indicador que le corresponda:

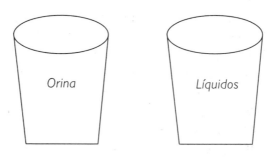

La orina: se comenzará recogiendo la primera orina de la mañana para proseguir con la de todo el día, hasta la primera orina de la mañana siguiente (que también se recogerá).

Con los líquidos se hará lo mismo que se ha descrito en el caso de la orina. Así pues, se irá introduciendo en el cubo la misma cantidad de líquido que se tome. Si se toma un vaso de zumo o leche, o caldo o sopa, se tendrá que calcular la misma cantidad en agua y verterla en el recipiente correspondiente.

En resumen, transcurridas 24 horas, se tendrá que saber, de la manera más exacta posible, la cantidad de líquido ingerida y expulsada. El total de cada uno de los recipientes se medirá en volumen (no en peso; litros).

Porque con la saliva y jugos gástricos se libera el agua no visible que los propios alimentos «solidos» portan, incrementando el volumen de líquido ingerido.

Si la orina excretada suma menos de un 50 % de lo bebido, es porque existe «retención» de líquidos, que, por supuesto, es una de las causas de obesidad.

También es importante saber el estado general del paciente por medio de una analítica de sangre.

Los datos básicos que deberían conocerse son los siguientes:

- Hematíes, hemoglobina, hematocrito, sideremia (para descartar una posible anemia).
- Leucocitos, recuento y fórmula (para tener datos de su sistema inmunológico).
- G.O.T. t G.P.T. y alguna otra si es necesario (para conocer su funcionamiento hepático).
- Colesterol, triglicéridos (toxicidad).
- Ácido úrico y otros.
- Glucosa.
- Sedimento en orina, etcétera.

Todos estos datos son importantes para saber cómo orientar el tratamiento y poder elaborar la dieta de lavado, con el máximo de garantías para el paciente. Considerando que la persona tenga unos índices dentro de la normalidad (un facultativo nos lo podrá indicar), la dieta sería la siguiente:

8:00 horas - En ayunas:
- Un vaso de zumo de naranja y limón al 3:1, es decir, tres partes de zumo de naranja por una parte de zumo de limón (añadir una pizca de bicarbonato)
- 1 manzana al horno
- 10 almendras crudas
- Una infusión de tomillo

11:00 horas - Media mañana:
- Una manzana
- 20 piñones
- Un petit suisse

14:00 horas - Almuerzo:
- Un vaso de zumo de pomelo
- Ensalada con: lechuga de hoja corta y larga, apio con hoja, pimiento verde, rábanos con hojita (sin pelar), endivia o escarola, pepino, cebolla tierna y tomate. *Aliño:* Un diente de ajo picado, perejil, orégano seco, zumo de pomelo, aceite de maíz
- Beber agua
- Hasta 200 gramos de pescado (*véanse* comentarios al final de la dieta)
- Beber agua
- Fruta del tiempo (*véanse* comentarios al final de la dieta)

- 1 nuez
- Gelatina, para regular el funcionamiento del jugo gástrico (*véanse* comentarios al final de la dieta)
- Infusión de poleo

17:00 horas - Media tarde:
- 1 manzana
- 20 piñones
- 1 yogur

20:00 horas - En espera de la cena:
- Un vaso de agua preparada (*véanse* comentarios al final de la dieta)

21:00 - 22 horas - Cena:
- Caldo oxidante (*véanse* comentarios al final de la dieta)
- 100 gramos de pescado hervido (*véanse* comentarios al final de la dieta)
- Beber agua
- Fruta del tiempo (*véanse* comentarios al final de la dieta)
- 5 avellanas crudas
- Gelatina
- Infusión de marrubio

Antes de acostarse, beber un vaso de agua, a sorbitos.

Pautas que deben acompañar a una dieta de lavado.

1. Comer SIN SAL ni sucedáneos.
2. Comer SIN AZÚCAR ni sucedáneos.
3. No tomar chicles.
4. Pueden comerse hasta 30 gramos de pan integral al día.
5. Tomar «agua preparada», como mínimo tres vasos al día, entre las comidas, no durante las mismas (*véanse* comentarios al final dieta).
6. Ducharse cada día con agua abundante y tranquilamente y no secarse.
7. Caminar, como mínimo, una hora seguida al día.
8. Tomar el sol y el aire por lo menos un día a la semana.
9. Procurar evacuar cada día.
10. Hacer respiraciones profundas, sobre todo mientras se está haciendo la digestión.
11. No «pensar» en exceso, etcétera.

Comentarios sobre la dieta de lavado

EL PESCADO: se consumirá pescado blanco y se pesará en crudo. Podrá comerse hervido o al vapor.

Pescado hervido:

Poner, en un recipiente de barro un poco de agua, 5 o 6 dientes de ajo, 1 tomate, 1 pimiento verde, un trocito de apio y un trozo de puerro. Se debe llevar a ebullición durante 5 o 6 minutos y después añadir el pescado.

Al vapor:

En un recipiente de barro, se debe poner 1 puerro entero, 3 ramitas de apio verde con hoja, 1 cebolla tierna entera, 1 pimiento verde y 1 hoja de acelga. Encima se colocará el pescado y se rociará con un poco de zumo de limón. Asimismo, se añadirá una capa de tomate en rodajas, perejil picado, un poco de tomillo picado, 1 cebolla en rodajas y un poco de agua. En ambos casos, tanto hervido como al vapor, debe comerse solamente el pescado. El resto de ingredientes se debe desechar. Si queda un poco de caldo, puede tomarse como si se tratara de un consomé, pero la cantidad no debe exceder una o dos cucharadas soperas.

FRUTA DEL TIEMPO: no se debe mezclar. Asimismo, se deben omitir las siguientes frutas: plátano, melón, sandía, chirimoya, higos, uva, etcétera.

GELATINA: está recomendada la gelatina de postre, bien sea de limón, fresa, frambuesa, en fin. Puede prepararse tal como se indica en el envase y conservarse en el frigorífico. Se tomará una cucharada sopera, después de las dos comidas principales.

CALDO OXIDANTE: deben ponerse en 3 litros de agua los siguientes ingredientes:

- 1 cabeza de ajos (los dientes de ajo deben conservar la piel)
- 200 gramos de cebolla

- 1 apio verde con hojas
- 1 o 2 puerros (según el tamaño) enteros
- 1 cebolla tierna entera
- 4 hojas de acelga
- 2 hojas de lechuga romana
- 1 tomate
- 1 pimiento verde
- 4 cucharadas de sémola de maíz integral.

Todos estos ingredientes se deben llevar a ebullición hasta que el líquido se reduzca a la mitad, y después se cuela el líquido resultante. Puede conservarse en el frigorífico.

Todos los días se debe preparar en un cuenco mediano una especie de sopa elaborada con el caldo caliente anterior, al que se añadirá 1 cucharada sopera de algas blancas tipo fideo, 1 ramita de perejil con sus hojas y 1 cucharadita rasa de queso rallado parmesano. Tiene que removerse bien para mezclar los ingredientes.

AGUA PREPARADA: en dos litros y medio de agua se deben agregar los siguientes ingredientes:
- 30 gramos de pelo de mazorca de maíz
- 30 gramos de raíz de gram
- 30 gramos de cola de caballo
- 300 gramos de cebolla troceada
- 2 ramitas de perejil y 3 ramas de apio con hoja.

Todos los ingredientes se deben llevar a ebullición durante 20 minutos. Después, se debe colar el líquido resultante y verterlo en un jarro u otro recipiente. Finalmente, se le agregará media cucharadita de bicarbonato. De este agua se tienen que beber un mínimo de 3 vasos al día, pero siempre con el estómago vacío (una hora antes o una hora después de cualquier comida). Transcurridos los primeros 20 días de la dieta, se debe realizar el primer control de: peso, altura y tensión arterial. Si es necesario, se tendrá que hacer algún reajuste. Una vez hayan transcurrido 40 días después del inicio de la dieta, se deberá realizar un control más exhaustivo.

Se considerará:

- peso;
- estatura;
- tensión arterial;
- medición;
- control de líquidos.

Al mismo tiempo hay que observar:

- *La esclerótica:* al comenzar el tratamiento, es opaca, sin brillo y ligeramente amarillenta. Transcurridos 40 días, aparece brillante, y su aspecto pasa a ser blanco azulado. Esto se debe a que el organismo ha ido creando nuevas defensas y, por ello, se manifiesta con más «vida».
- *La piel:* su aspecto tosco y mate desaparece, a la vez que surge un ligero brillo y recupera su aspecto juvenil.
- *Los músculos:* recuperan su elasticidad.
- *Los «bultomas»:* los abultamientos que aparecían entre la piel y el músculo, o entre el tejido celular subcutáneo, se notan más blandos y menores, como si se hubieran «limado», y a veces incluso casi desaparecen.

- *Las deposiciones:* se regularizan y pierden fetidez.
- *Fisiológicamente:* la persona se siente más segura, más tranquila.
- *Psicológicamente:* la persona observa que puede «pensar» mejor. Si realiza un trabajo de tipo intelectual, observa que puede llevarlo a cabo con menos esfuerzo y con mucha más facilidad.

Resultados de la dieta de lavado a los 40 días

- EL PESO: se habrá reducido entre 2 y 8 kilos, y a veces incluso más. Es importante que los kilos se pierdan «poco a poco» y de manera continuada, con el fin de que los tejidos se «encojan». El peso que se pierde de una manera excesiva, o bruscamente, por ejemplo 20 kilos o más en 40 días, predispone a dejar los órganos internos como «descolgados», lo que puede dar lugar a tener la sensación de inestabilidad o de mareo. No se debe perder de vista el hecho de que los órganos internos se hallan, de alguna manera, relacionados con el cuerpo externo. También puede suceder que queden espacios vacíos entre los tejidos, sin que hayan tenido tiempo de reducirse y adaptarse a las nuevas medidas, con lo cual, rápidamente, estos vacíos se traducen en una sensación de hambre, a veces insaciable, lo que da como resultado la recuperación o la superación del peso que se tenía antes de comenzar el tratamiento.

- La ALTURA: la estatura habrá aumentado.
- La TENSIÓN ARTERIAL: puede haberse mantenido, bajado o equilibrado.
- Las MEDIDAS: las medidas de tórax, cintura, etcétera se habrán reducido ostensiblemente.
- El CONTROL DE LÍQUIDOS: tenderá a ser mucho más regular.

Nota: si se considera conveniente, la dieta de lavado puede prolongarse hasta 60 días. De lo contrario, puede procederse a establecer la dieta de fijación.

La dieta de fijación

Esta dieta, como su nombre indica, tiene por objeto «fijar» el nuevo metabolismo. De no establecer este «refuerzo», aparecerían pequeñas agujas de peso. Esta dieta se prolongará durante un mes.

Modelo

En ayunas:
- Un vaso de zumo de naranja y limón, al 3:1.
- 1 rebanada de pan integral, untada con mantequilla de cacahuete o con mantequilla de sésamo.
- 10 almendras crudas.
- Una infusión de tomillo.

A media mañana:
- Fruta del tiempo (no las omitidas en la D. L. o dieta de limpieza).
- 40 piñones.
- Un vaso de agua.

Almuerzo:
- Un vaso de zumo de pomelo.
- Ensalada, en la que abunden los alimentos verdes y de hoja. *Aliño:* zumo de limón, orégano y aceite de maíz. Recordar omitir: aceitunas, zanahoria, remolacha, maíz, etcétera, pues no se seguiría adelgazando.
- Beber agua.
- Hasta 200 gramos de pescado o de pollo, hervido, al vapor o a la plancha. Puede acompañarlo con una alcachofa al horno o un pimiento verde o una berenjena o un calabacín al horno o espárragos al vapor (o de lata) o puerros al vapor.
- Beber agua.
- Fruta del tiempo (no las omitidas en la D. L.).
- 2 nueces.
- Gelatina.
- Infusión de marrubio o de poleo.

A media tarde:
- 1 manzana.
- 1 petit suisse.

Transcurridas 3 horas:
- Un vaso de agua preparada (*véase* pág. 102).
- Transcurridas 3 horas y media, repetir: un vaso de agua preparada.

Cena:
- Caldo oxidante (*véase* pág. 101).
- Fruta del tiempo, especialmente:
- 1 manzana o 1 kiwi o 1 pera.
- 40 piñones.
- 30 g de requesón o queso fresco o 1 yogur.
- Gelatina.
- Infusión de poleo.

Antes de acostarse, beber un vaso de agua.

Comentarios

El pescado o el pollo pueden prepararse hervidos o al vapor. También pueden cocinarse a la plancha. Para ello, se escogerá una «plancha» de barro. También puede ser sirmi luga. Se untará el pescado o el pollo con un poco de zumo de limón y agua a partes iguales y se le añadirán unas gotitas de aceite. Se puede aliñar con ajo, perejil o tomillo picado.

Nota: esta dieta de fijación permite más variación en la comida, por lo que si un día desea comer fuera de casa, no hay ningún inconveniente para no hacerlo, puesto que es fácil encontrar en los restaurantes agua, ensalada, algo a la plancha, y fruta o zumo natural.

Si tiene que cenar fuera de casa, puede invertir las tomas de alimento, es decir, comer al mediodía lo que tendría que ingerir en la cena. Transcurrido un mes, se tendrá que realizar el control general. Si procede, esta dieta puede continuarse durante 15 o 20 días más, pero si no se considera necesario, se entrará en la fase de mantenimiento.

Fase de mantenimiento

En la fase de mantenimiento, se tienen que tener en cuenta los cuatro puntos siguientes:

- Aprender las «reglas de oro» (*véase* capítulo 2)
- Seguir unas pautas generales.
  - Comer cada 3 horas.
  - Comer despacio, masticar bien, insalivar mucho los alimentos.
  - Introducir el alimento en la boca, a pequeños trocitos, a fin de poderlo triturar bien.
  - Comenzar cualquier comida con agua, zumo o caldo.
  - Mientras esté comiendo, coma. No vea la televisión, no escuche la radio, no lea. Asimismo, debe llevar toda la comida a la mesa con el fin de no levantarse de la mesa hasta que no haya terminado.
  - No incomodarse, mientras esté comiendo.
  - Caminar una hora seguida al día.
  - Hacer respiraciones profundas, sobre todo durante las digestiones, y unos 15 minutos seguidos al día.

- No «saltarse» ninguna comida.
- No «picar» entre horas.
- Hacer dos días de «mimo» a la semana.

En ayunas:
  - Un vaso de zumo de pomelo.
  - 1 manzana, cruda o al horno.
  - 40 piñones.

Beber agua.

A media mañana:
  - Fruta con abundante agua, como: sandía o naranja o mandarina o un vaso de zumo de frutas.

Mediodía:
  - Un vaso de zumo de pomelo.
  - Ensalada completa (*véase* p. 116).
  - 40 piñones.
  - 1 yogur.
  - Infusión de salvia.

A media tarde:
  - Lo mismo que a media mañana.

Cena:
  - Un vaso de zumo de pomelo.
  - Ensalada, lo mismo que al mediodía.
  - Beber agua.
  - Fruta del tiempo (no las omitidas).
  - 40 piñones.
  - 30 gramos de requesón o queso fresco.
  - Antes de ir a dormir, beber siempre un vaso de agua.

- Control mensual.

Nota: durante los días de «mimo», se tiene que añadir en la ensalada soja germinada (una cucharada sopera) y algas blancas (una cucharada sopera).

La técnica descrita como dieta de lavado, dieta de fijación y pautas generales con dos días de «mimo» a la semana es un método de adelgazamiento a corto plazo, pues sus resultados son muy eficaces, y relativamente rápidos, ya que en el plazo de 2 a 3 meses puede conseguir una figura esbelta, y sin pasar hambre. Este método funciona muy bien en los casos de:

- Obesidad de gas.
- Obesidad de grasa.
- Obesidad de engrudo.

En aquellos casos en que la persona, dadas sus ocupaciones, no pueda seguir este método, puede recurrir a otra técnica, la técnica para adelgazar a largo plazo.

Nota: si come fuera, pida lo que sea más parecido a su comida habitual. No coma en exceso.

TÉCNICA PARA ADELGAZAR A LARGO PLAZO

El método para adelgazar a largo plazo consiste en llevar una dieta equilibrada adelgazante, con un control mensual. Esta dieta, por ser repetitiva, y sus pautas muy simples, se puede seguir de manera relativamente fácil.

Dieta equilibrada adelgazante

En ayunas:
- Un vaso de zumo de pomelo.
- 1 manzana.
- 40 piñones.
- 1 yogur.

A media mañana:
- 1 manzana.
- 20 piñones.
- Un vaso de agua.

Mediodía:
- Un vaso de agua.
- Ensalada verde y de hoja, donde abunde: lechuga, apio, rábanos, etcétera.
- Beber agua.
- 50 gramos de pasta, o patata, o de arroz, si lo desea, en cuyo caso se tomarán hervidos, con un aliño de ajo, perejil y zumo de limón (si se desea).
- Beber agua.
- Hasta 200 gramos de pescado o pollo o carne o hígado de cordero, cocinados a la plancha, y aliñados con ajo, perejil, y zumo de limón.
- Beber agua.
- Una pieza de fruta.
- Infusión, o café corto, o té con limón, si se desea.

A media tarde:

- 1 manzana.
- 1 petit suisse, o un quesito no graso.

Cena:

- Fruta del tiempo.
- Una cucharada de copos de maíz.
- 40 piñones.
- 30 gramos de requesón o queso fresco.
- Un vaso de agua.
- Beber un vaso de agua antes de acostarse y una hora antes y una hora después de cada comida.
- Beber como mínimo de dos a dos litros y medio de agua al día.
- Pan integral, Dextrín, o de centeno, hasta 30 gramos al día.

Dos días a la semana se sustituirá el segundo plato del mediodía, es decir, el de alimento animal, por una sopa mixta.

Sopa mixta

Puede elaborarse con acelgas, espinacas o calabacín y una cucharada colmada de cereal, bien sean copos de avena, de cebada, de trigo o de sémola de maíz.

Para prepararla, se debe llevar a ebullición, de 12 a 15 minutos, con poco agua, la verdura y el cereal deseados. Se pasan por la batidora, y se añaden 10 piñones, 1 nuez y una porción de queso sin grasa. Debe quedar una textura semejante a un puré.

Después de haber llevado esta dieta durante 4 o 5 meses, se seguirá con la fase de mantenimiento (*véase* final dieta de fijación [fase de mantenimiento] pág. 108). Se seguirá realizando un control mensual, y se adecuará la dieta a cada persona, según los resultados obtenidos.

Pautas que deben considerarse

Durante el tiempo en que se siga este método, se considerarán las siguientes pautas:

- Beber agua, como mínimo de dos a dos litros y medio al día.
- Caminar una hora al día, sin interrupción.
- Omitir: azúcar, pasteles, bollería, chocolate, etcétera. Sólo se pueden consumir hasta 50 gramos al día de harinas y féculas. Asimismo, se debe prescindir de las salsas envasadas, los aperitivos, las bebidas gaseosas y el alcohol.
- Podrá usarse: muy poca sal de apio, o sal marina, y una cucharadita de miel al día.
- En las comidas a base de carne, podrá tomar una copita de vino tinto, si lo desea.
- Si tiene que comer fuera de casa, puede escoger:
  - Primer plato: ensalada verde o gazpacho o zumo de tomate o espárragos o cualquier verdura hervida.

- Segundo plato: pescado a la plancha o marisco (pulpo) a la plancha o mejillones o almejas al vapor o gambas a la plancha o salmón ahumado o pollo a la plancha, brasa, u horno o carne a la plancha o a la brasa. No se debe comer mayonesa ni salsas preparadas, y se tiene que ingerir media ración.
- Postre: fruta del tiempo o un vaso de zumo de frutas natural (no envasado) o piña en almíbar o requesón o queso fresco o yogur natural.

En la obesidad ocasional o en «agujas», así como en la «endurecida», hay que recurrir al tratamiento de «renovación celular» o de «cambio de células».

Método de renovación celular

El cuerpo está constituido por pequeñísimas unidades anatómicas llamadas *células*, que constantemente nacen, se reproducen, envejecen y mueren. De este modo, el método de *renovación celular* o de *cambio de células* se basa en que las nuevas células que nacen sean más vitales.

Se ha calculado que para que todas las células sean renovadas se necesita un tiempo que puede oscilar entre 3 y 5 años, según los casos. Los resultados de este método son muy satisfactorios, pues es como si se fabricase un organismo nuevo y, naturalmente, se observa una sensación de bienestar y de rejuvenecimiento en cualquier nivel, es decir, se recupera «vida». Para la persona, es muy importante

sentirse bien, joven y ágil, poder hacer todas las cosas con
«ganas de hacerlas» y no a la fuerza, como arrastrándose.
De ahí la importancia de este método, pues si la salud es
buena, el «mundo es suyo», pero si ésta es precaria, constituye un motivo de depresión.

El método consta de cinco puntos básicos:

- Dieta de regeneración celular: prepara las células
  facilitándoles los elementos necesarios que les
  permitirán realizar mejor «su trabajo». Tiene
  una duración de 50 días.
- Reglas de alimentación: tiene una duración de
  un año (ampliable).
- Uno o más días a la semana a base de fruta.
- Tiene una duración de un año (ampliable).
- Pautas generales que deben seguirse: realizar un
  control mensual y mantenimiento.

Dieta de regeneración celular

En ayunas:

- Un vaso de zumo de naranja y de limón, al 3;1
  (tres partes de zumo de naranja por una de limón) y añadirle una pizca de bicarbonato.
- Una rebanada de pan integral untado con mantequilla de cacahuete o con mantequilla de sésamo.
- 30 piñones
- Una tacita, de las de té, de leche de soja con una
  cucharada de copos de maíz.

A media mañana:
- 1 pera o 1 kiwi.
- 20 piñones.
- Un vaso de agua.

Almuerzo:
- Un vaso de zumo, lo mismo que por la mañana.
- Ensalada completa, con: lechuga de hoja corta y larga, apio con hoja, pimiento verde, cebolla tierna, endivia o escarola, pepino, puerro tierno, algas blancas tipo «fideo», remolacha rallada, col, col lombarda, o de Bruselas, aguacate (una octava parte), tomate, guisantes tiernos crudos, soja germinada, zanahoria rallada, nabo rallado, 1 o 2 hojas de espinacas, rábanos con hoja, sin pelar, alcachofa cruda. *Aliño:* 1 diente de ajo, 2 almendras tostadas, zumo de limón, una aceituna negra (arrugada), perejil en hoja, orégano picado y una cucharada de yogur natural. Se debe poner la ensalada en un cuenco grande, añadir el aliño y removerla bien.
- Beber agua.
- Hasta 200 gramos de pescado hervido o al vapor (*véase* pág.100).
- Beber agua.
- 1 manzana o 1 rodaja de piña.
- 20 piñones.
- Gelatina de fresa o de frambuesa.
- Infusión de salvia.

A media tarde:
- 1 manzana.
- 1 yogur.

Una hora antes de la cena:
- Un vaso de agua «preparada».

Cena:
- Caldo de verduras y cereales (*véase* pág. 124).
- Fruta abundante, que no debe mezclarse (*véase* pág. 101).
- 30 piñones.
- Gelatina.
- Requesón o queso fresco.
- Infusión de salvia.

Antes de acostarse, beber un vaso de agua preparada. No debe consumirse sal ni azúcar. Se puede tomar hasta 30 g de pan integral al día. Asimismo, se tiene que caminar durante una hora diaria. Por otro lado, es necesario ducharse cada día con abundante agua y mi rium. Por otro lado, es importante evacuar diariamente (*véase* al final del método p. 126).

Reglas de alimentación

Estas reglas consisten en ampliar la ingesta de alimentos, sin introducir en la alimentación ningún elemento ni combinación que dificulte el «trabajo celular».

Para seguir estas reglas, se tendrán en cuenta:

- Reglas de oro (*véase* capítulo 2).
- Incompatibilidades (*véanse* capítulos 3, 4).

La tónica general de las reglas de alimentación, es decir, horario, combinación de alimentos, forma de distribuirlos, etcétera, será la descrita en la dieta de regeneración celular, con las siguientes ampliaciones.

A media mañana o a media tarde podrá comerse:
   a. un minibocadillo de pan integral, de no más de 5 centímetros de largo
   · untado con tomate y con
   · 1 o 2 hojas de lechuga
      o de escarola
      o de endivia,
   · y jamón dulce
      o jamón serrano
      o un huevo duro
      o atún en aceite
   b. o pan integral, sin untar con tomate,
   · con un poco de apio
      o pepino
      o pimiento verde o rojo,
   · y queso fresco.

Nota: no se debe comer nunca un bocadillo «en seco» y sin hortalizas en su interior. Primero hay que beber un vaso de agua. Se puede rellenar con hortalizas (debe quedar casi crujiente) y tomar después otro vaso de agua o un vaso de zumo o fruta con abundante agua. En cualquiera de estos tres casos, no se debe tomar nada más. También puede beber primero un vaso de agua, comerse el bocadillo y, después, una manzana. Esta combinación le permite tomar después una infusión o té con limón o una taza de leche con copos de maíz o un café corto.

En el almuerzo: podrá alternarse el alimento animal, e incluso su condimentación. Por ejemplo:

- el pescado podrá tomarse hervido, al vapor, a la plancha, a la brasa, o al horno (*véanse* comentarios final del método págs. 100 y 107).
- El pollo podrá cocinarse de la misma forma que el pescado.
- La carne podrá degustarse a la brasa, a la plancha, al horno, etcétera (*véase* comentario al final método).
- El marisco, como los pulpos, la sepia, el calamar, etcétera, podrá comerse una vez al mes en cantidades que no excedan los 150 gramos. Se puede cocinar a la plancha y aliñado con mucho ajo, perejil y zumo de limón.
- Los crustáceos, como los mejillones, las almejas o las gambas, podrán comerse una vez al mes en cantidades que no excedan los 200 gramos. Se cocinarán al vapor y se aliñarán con zumo de limón abundante.

Está permitido tomar té con limón, o un café corto, de vez en cuando, pero siempre al final de una comida y con un vaso de agua después.

En la cena, dos días a la semana se tendrá que tomar:

- Un vaso de zumo de pomelo.
- Verdura al vapor (judías verdes, acelgas, puerros, espinacas, calabacín, alcachofas (*véase* comentario al final del método pág. 126).
- La verdura se complementará con 2 cucharadas de arroz integral, ya preparado, que se elaborará de acuerdo con las instrucciones del fabricante. Puede conservarse en el frigorífico una vez preparado. La ensalada del mediodía debe consumirse de manera ininterrumpida durante el tiempo que dure la dieta.

Un día de fruta a la semana

En ayunas:

- Un vaso de zumo de pomelo.
- 1 o 2 manzanas crudas o al horno.
- 40 piñones.

A media mañana:

- Fruta del tiempo (no abundante en agua).
  No mezclar. También se puede tomar un vaso de zumo de naranja, de tomate, etcétera.
- 20 piñones.
- 1 nuez.

Almuerzo:

- Un vaso de zumo de pomelo.
- Ensalada completa.

- Beber agua.
- Abundante fruta del tiempo. No mezclar.
- 40 piñones.
- Gelatina.
- Infusión de tomillo (*véase* comentario al final del método pág. 124).

A media tarde:
- 1 manzana.
- 20 piñones.
- 1 nuez.

Una hora antes de la cena:
- Beber un vaso de agua.

Cena:
- Caldo de verduras y cereales a modo de consomé (*véase* comentario al final del método p. 124).
- Fruta del tiempo.
- 40 piñones.
- Gelatina.
- Infusión de poleo.

Antes de acostarse:
- Beber un vaso de agua.

Es posible consumir una cantidad mínima de sal de apio o sal marina y 1 cucharadita al día de azúcar de caña o miel. Si alguna vez desea comer fuera de casa, (*véase* final de la dieta equilibrada adelgazante pág. 113).

- *Véase* final de la dieta de fijación pág. 108.
- Control de:
  - la tensión arterial;
  - peso;
  - medida;
  - control de líquidos;
  - medición;
  - estado general.

Se deberá realizar un control cada 20 días, durante los 3 primeros meses, y luego una vez al mes. Este control tiene por objeto ajustar la dieta según sus resultados.

Hay que considerar que un tratamiento o «dieta» puede haberse estudiado muy bien y estar muy bien equilibrada, pero siempre hay que tener en cuenta que sus resultados tendrán una relación directa con la respuesta del organismo. Así, por ejemplo:

- Si se produce un ligero aumento de la tensión arterial, se reducirá la cantidad de frutos secos.
- Si existe un ligero descenso de ésta, se aumentará la ingesta de frutos secos y se añadirá un lácteo tras alguna comida.
- Si el peso, el tono muscular y el estado general son correctos, puede permitirse hasta 50 gramos de harináceos al día.
- Si el control de líquidos es el adecuado, es decir, si se orina un 50 % más de lo que se bebe, puede sustituirse el agua preparada por agua normal.

Mantenimiento

Con el fin de que el organismo conserve la disciplina de su regeneración interna y no vuelva a crear sustancias no aprovechables, gases, grasas, etcétera, se sugiere:

- Repetir el método de regeneración celular al cabo de 1 año.
- Luego, seguir con las pautas proporcionadas y el día de fruta a la semana durante 2 años.
- Repetir el método cada 5 años.

Comentarios a la dieta de regeneración celular o de cambio de células

- Con respecto a las frutas:
  Se sugieren las que se pueden adquirir de manera más fácil en el mercado, pero cuando sea la temporada de las peras de san Juan, las cerezas, los nísperos o los melocotones también se pueden consumir. Asimismo, podrán comerse esporádicamente plátanos, higos, albaricoques, uvas, melón, etcétera, pero en muy escasa cantidad, pues una cantidad excesiva puede engordar.
- «Agua preparada». Poner en 2 litros de agua:
  - 1 kilo de cebolla troceada y 2 tiras de apio verde con hoja.
  - Llevar a ebullición de 30 a 35 minutos y después colar el líquido resultante.
  - Tomar 2 vasos al día de este agua entre comidas.

- Infusiones:

Hay que recordar que una infusión, aunque sea de tomillo, es una medicación, por lo que no se debe abusar. Podrá ponerse media cucharadita de la hierba de su elección por cada taza de agua y llevarla a ebullición durante un minuto. Tapar y dejarla reposar durante 3 minutos.

- Caldo de verduras y cereales:

Se deben poner en dos litros y medio de agua los siguientes ingredientes:

- 1 puerro entero
- 1 cebolla tierna entera
- ½ o 1 apio, según el tamaño, con las hojas
- 1 tomate
- 1 pimiento verde
- 2 hojas de acelga o un ramito de espinacas
- 4 hojas de lechuga romana
- 1 hoja de col
- 1 nabo pequeño
- 2 cucharadas soperas de sémola de maíz
- 2 cucharadas soperas de copos de cebada.

Llevar a ebullición, a fuego medio, hasta que el líquido se reduzca a la mitad y colar. Puede conservarse en el frigorífico.

En un plato sopero, se debe añadir

- 1 cucharada sopera de arroz integral (cocido)
- 1 cucharada sopera de algas blancas
- 1 cucharadita de soja germinada
- 1 cucharadita de queso parmesano rallado
- el caldo caliente, y 2-3 hojas de perejil picadas.

- El alimento de procedencia animal:
  - El pescado podrá prepararse según las recetas proporcionadas en la D. L. (dieta de limpieza), y a la plancha o al horno, como ya se ha comentado. Se debe colocar el pescado en una bandeja de barro, rociarlo con zumo de limón y aderezarlo con pimienta negra, tomillo picado, tomate en rodajas, pimiento verde, cebolla en rodajas, ajo picado y un poco de agua. El pescado azul puede ingerirse una vez al mes. Se cocinará a la brasa, con mucho ajo, perejil y zumo de limón.
  - El marisco y los crustáceos se pueden consumir una vez al mes. El pollo puede cocinarse del mismo modo que el pescado. La carne más saludable es la de de cordero, sin grasa, que se cocinará hervida, al vapor, a la plancha, a la brasa o al horno.
  - Al horno, podrá cocinarse de dos modos diferentes. En primer lugar, como se ha descrito en el caso del pescado. En el caso de una pierna o una paletilla de cordero se le debe ir dando vueltas para que se cocine de manera homogénea. También se pueden deshuesar y hervirlas, hasta que estén tiernas, con apio, puerro, cebolla tierna, col, nabo y 5 o 6 dientes de ajo. Una vez estén cocidas se deben retirar del agua, dejar enfriar, cortarlas y colocarlas en una bandeja de barro. Se tienen que aderezar del mismo modo que el pescado.

- Con respecto a la verdura al vapor, hay que recordar que se debe cocinar con muy poca agua, a excepción de las espinacas, que se cocinan sin nada de agua. La verdura debe quedar prácticamente seca, con un mínimo de cocción, es decir, «al dente».
- Cómo facilitar la evacuación diaria:
  - Hacer la «cura de ciruelas» (*véase* capítulo 4, pág. 64). Comer de 1 a 4 galletas con fibra antes de acostarse, con un vaso de agua.
  - Tomar al acostarse algún tipo de cereal que sea laxante como, por ejemplo, Weetabix u otros, bebiendo siempre un vaso de agua después. Usar supositorios de glicerina, hasta 2 a la vez, si se considera necesario.
  - Tomar una cucharadita de aceite de soja durante el almuerzo o la cena. Así, durante el almuerzo, debe ser inmediatamente después de la ensalada, antes de beber agua. En la cena, debe tomarse antes del caldo de verduras y cereales. En el caso de tener que viajar, podrá llevarse algún producto que contenga agar, como Agarol, y tomar una cucharada sopera antes de acostarse y después beber un vaso de agua.

Índice

12/14 ⑥ 9/14
3/19 ⑧ 12/15